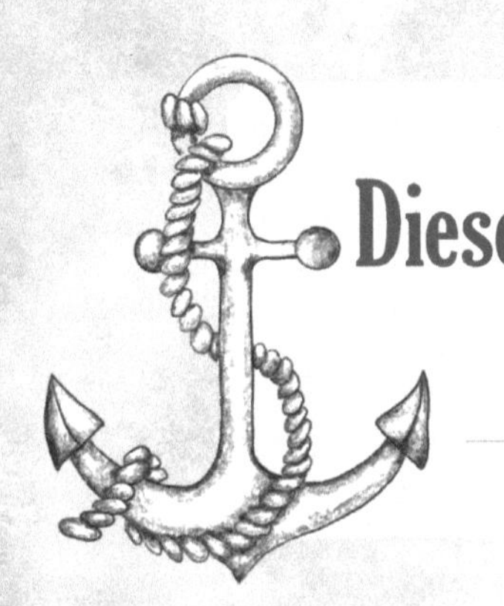

Dieses Buch ist ein Anker für

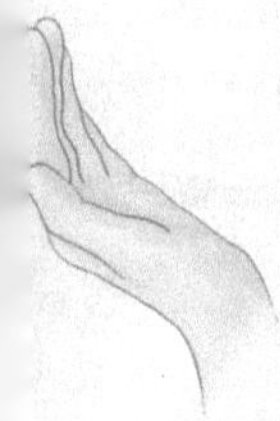

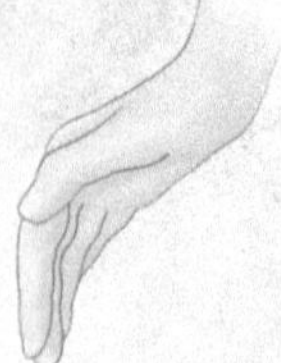

Bibliografische Information der Deutschen Nationalbibliothek:
Die Deutsche Nationalbibliothek verzeichnet diese Publikation in der Deutschen Nationalbibliografie; detaillierte bibliografische Daten sind im Internet über http://dnb.d-nb.de abrufbar.

Hinweis:
Das Werk einschließlich aller seiner Teile ist urheberrechtlich geschützt. Jede Verwertung außerhalb der Bestimmungen des Urheberrechtsgesetzes ist ohne schriftliche Zustimmung des Verlags unzulässig und strafbar. Dies gilt insbesondere für Vervielfältigungen, Übersetzungen, Mikroverfilmungen und die Einspeicherung und Verarbeitung in elektronischen Systemen.

Alle Angaben erfolgen ohne Gewähr. Weder Autoren noch Verlag können für eventuelle Nachteile oder Schäden, die aus den im Buch vorliegenden Informationen resultieren, eine Haftung übernehmen. Befragen Sie im Zweifelsfall bitte Hebamme, Stillfachpersonal, Arzt oder Apotheker. Eine Haftung der Autoren bzw. des Verlags und seiner Beauftragten für Personen-, Sach- und Vermögensschäden ist ebenfalls ausgeschlossen.

Im Interesse der Lesbarkeit wird im vorliegenden Buch meist auf geschlechtsbezogene Formulierungen verzichtet. Selbstverständlich sind immer alle Personen gemeint.

Markenschutz:
Dieses Buch enthält eingetragene Warenzeichen, Handelsnamen und Gebrauchsmarken. Wenn diese nicht als solche gekennzeichnet sein sollten, so gelten trotzdem die entsprechenden Bestimmungen.

1. Auflage	Februar 2022
© 2022	edition riedenburg
Verlagsanschrift	Adolf-Bekk-Straße 13, 5020 Salzburg, Österreich
Internet	www.editionriedenburg.at
E-Mail	verlag@editionriedenburg.at
Lektorat	Dr. Heike Wolter, Obertraubling
Bildnachweis	Portrait Sarah Schmid © Emanuel Schmid
	Portrait Navina Salomon © Franziska Günther
	Illustrationen, so auf S. 166 nicht anders angegeben, © Talika Rech
	Fotos auf S. 12 und S. 48 © Familie Schmid
Satz und Layout	edition riedenburg
Herstellung	Books on Demand GmbH

ISBN 978-3-99082-095-7

Sarah Schmid • Navina Salomon

Wochenbett

Überlebenshandbuch, Tagebuch und Anker für die ersten Wochen nach der Geburt

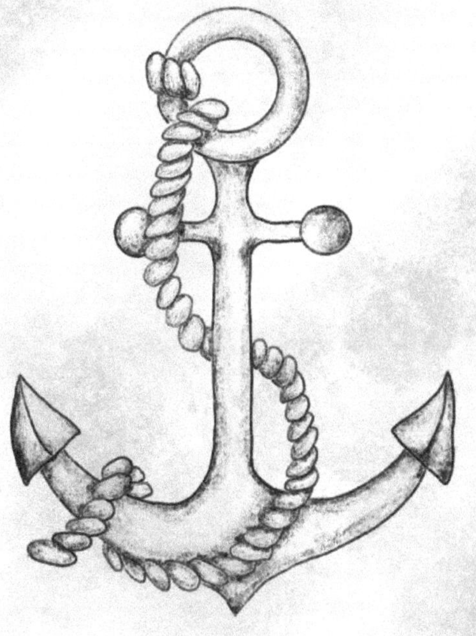

✓ Basiswissen
✓ Illustrationen und Übungen
✓ Praxistipps

edition riedenburg

*Mit Dank an unsere insgesamt 16 Kinder und
die mit ihnen geborenen Lebensschätze.*

*Mit Dank an unsere wundervollen Hebammenfreundinnen
für die kostbare Zusammenarbeit.*

*Und mit einem außerordentlichen Dank an jedes
Weib und jede Familie, die wir begleiten durften.
Ihr alle habt unseren Erfahrungs- und Wissensschatz
ganz individuell und kostbar angereichert.*

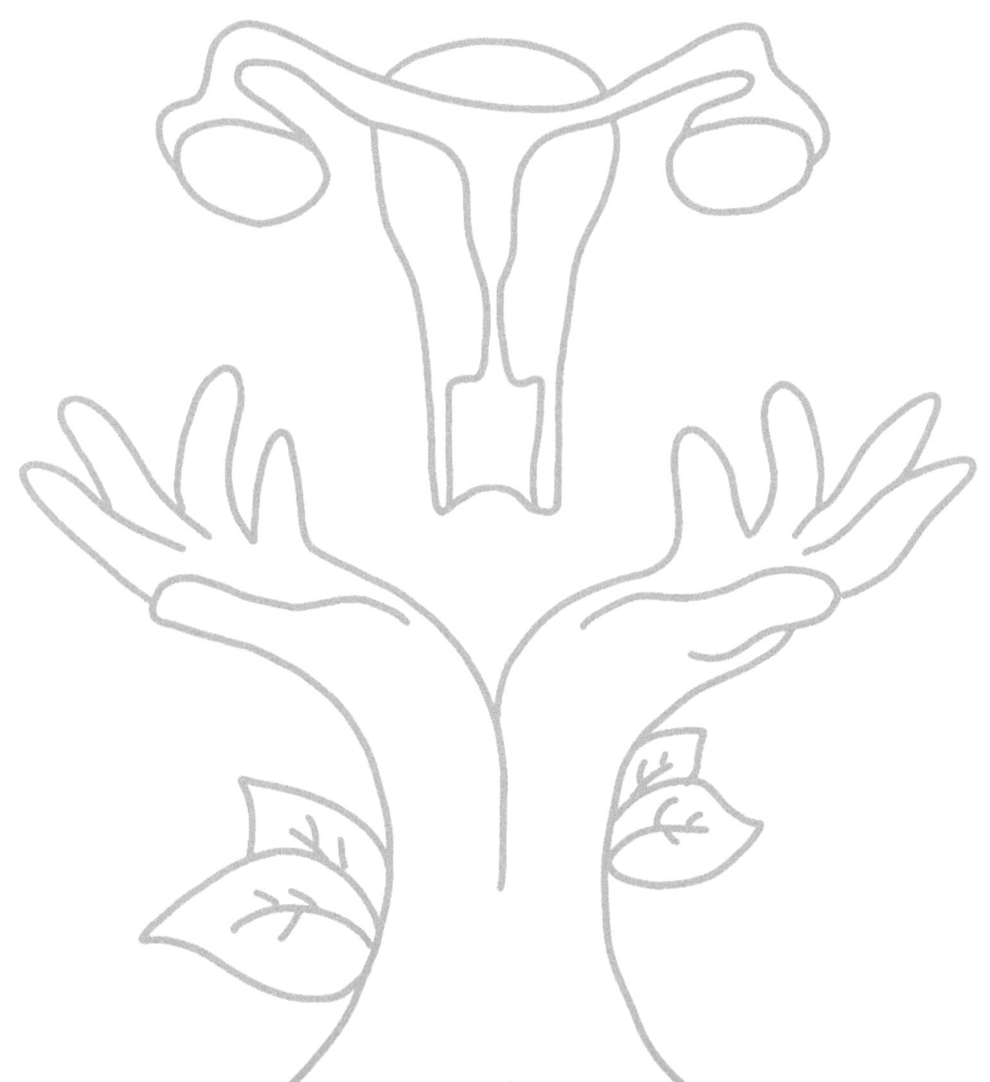

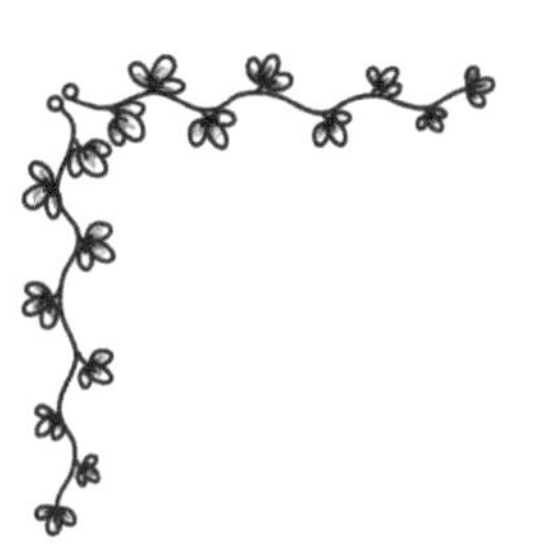
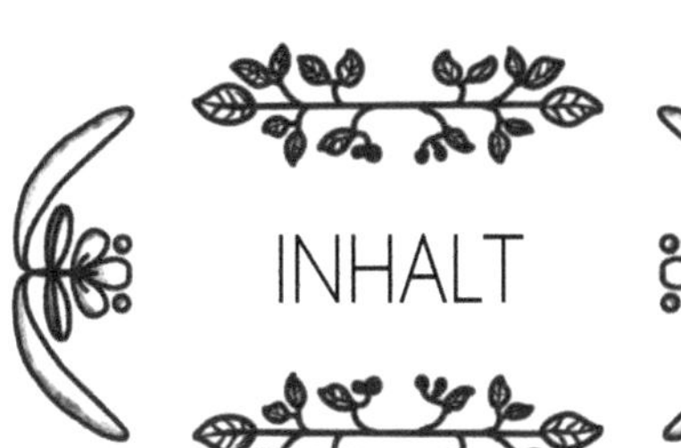
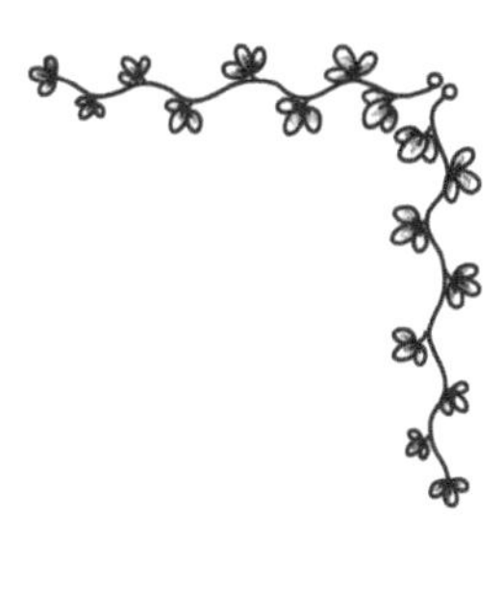

INHALT

Teil 2 97

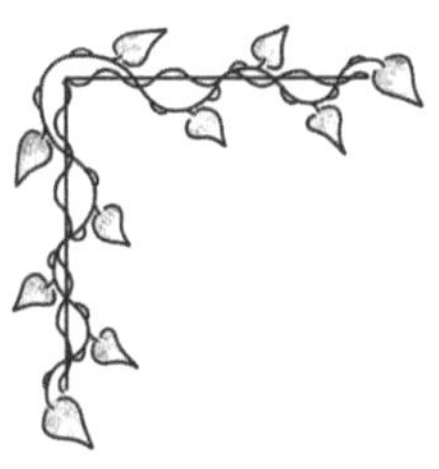

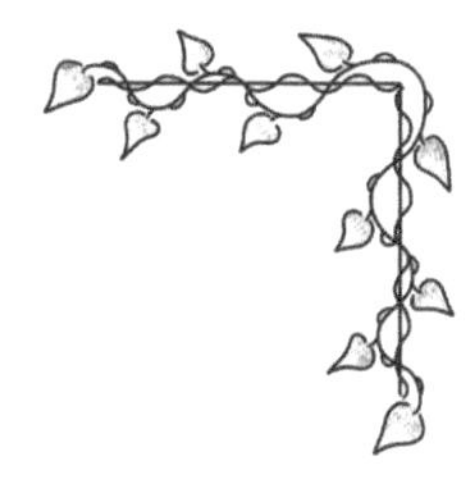

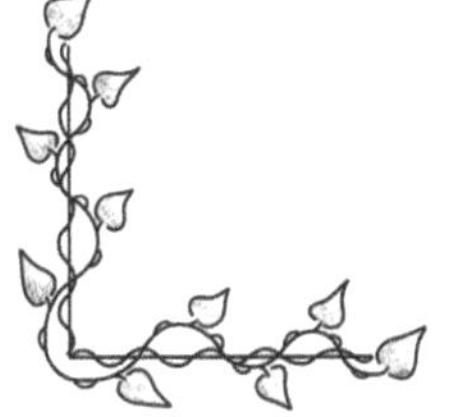

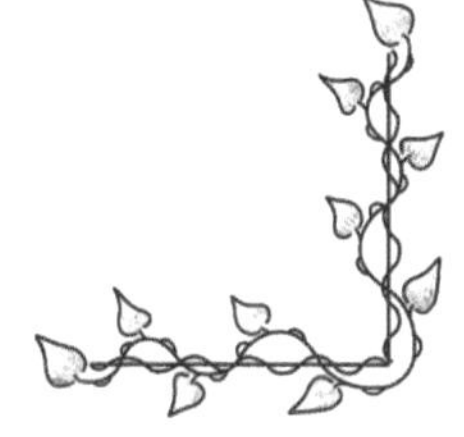

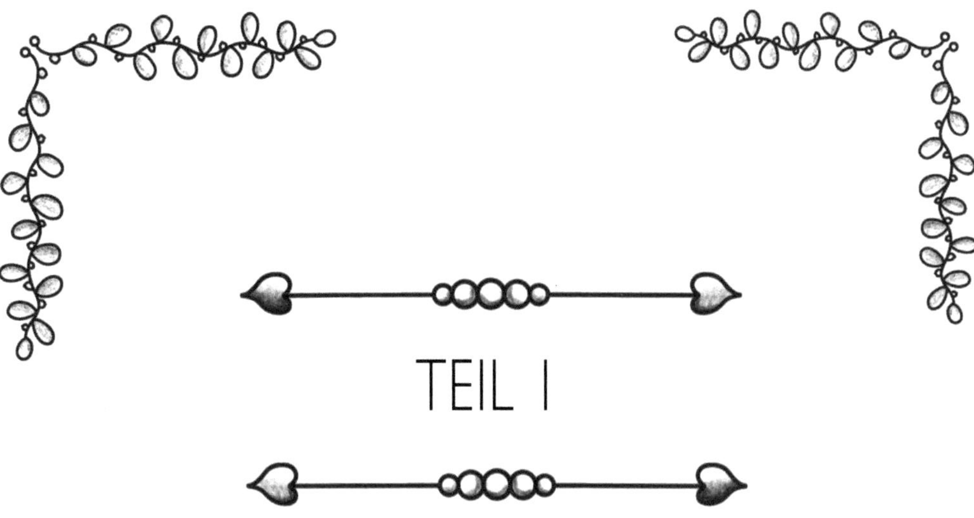

TEIL I

Hier findest du

- *Raum für* **Erinnerungen** *an die Zeit nach der Geburt,*
- **Tagebuchseiten** *für die ersten 12 Wochen,*
- *die wichtigsten* **Themen** *im Wochenbett aus Sicht zweier erfahrener Mütter: eine davon Bildungswissenschaftlerin, Doula, Tanz- und Bewegungspädagogin, die andere Ärztin.*

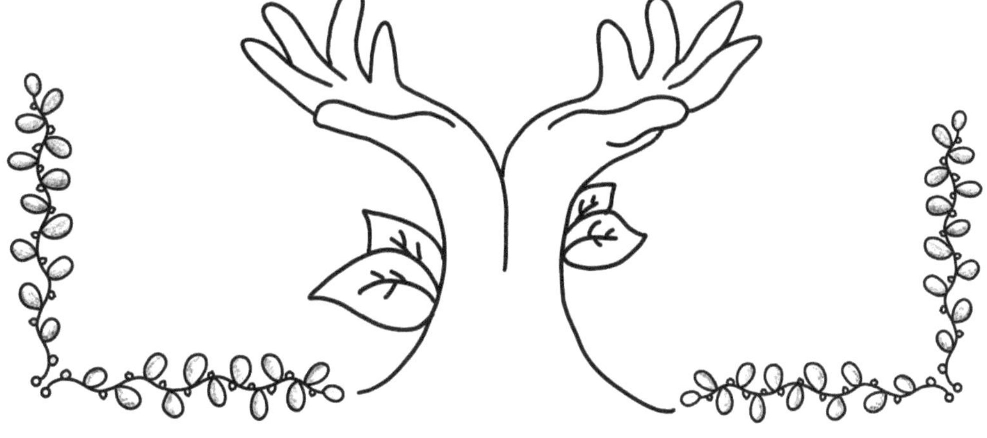

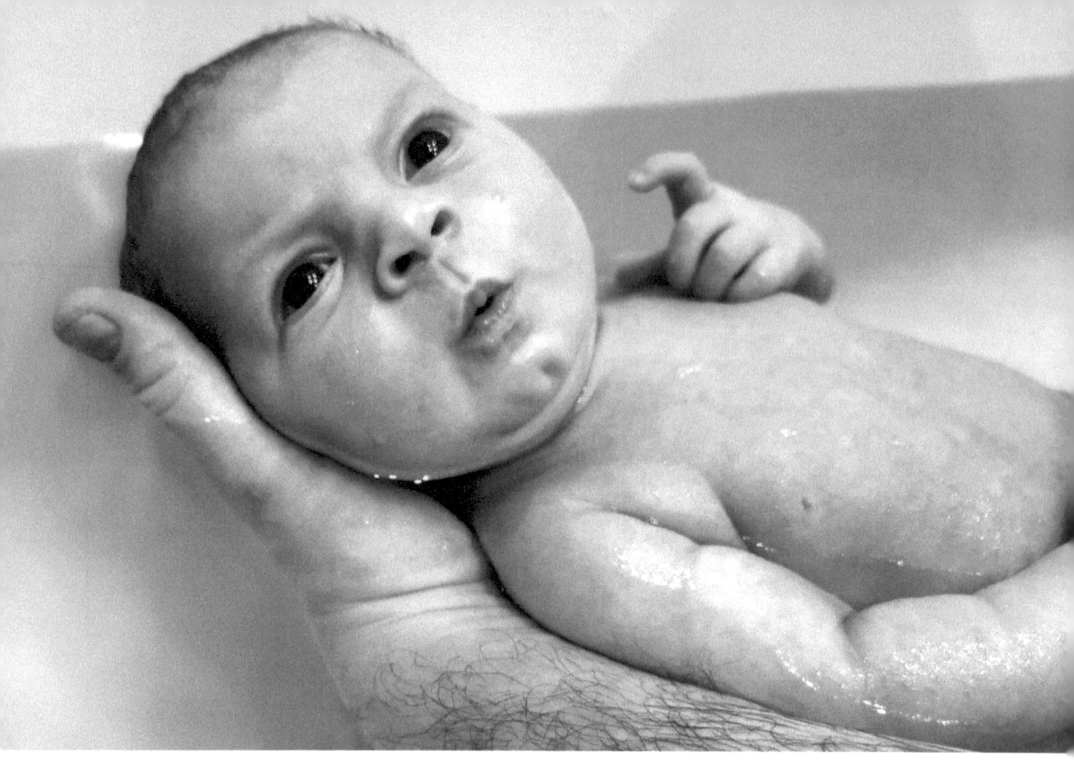

Willkommen

... in deinem neuen Leben als Mama! Endlich hältst du im Arm, worauf du monatelang gewartet hast: Dein Baby! Oder gar mehrere?

Ihr habt die Geburt gemeistert und hoffentlich bist du voller Glückshormone und stolz auf deine Leistung. Aber hier hört eure gemeinsame Geschichte nicht auf. Sie fängt erst richtig an. Die Zeit des Wochenbettes ist für dich und dein Baby eine Zeit großer Veränderungen und vieler aufregender Ereignisse. Dein Bauch ist nun leer, deine Brüste werden voll. Dein Baby wird stillen, schlafen, ausscheiden und auch mal schreien – und deine Tage und Nächte dabei ordentlich umkrempeln.

In jeder Kultur wurde und in vielen wird bis heute der Zeit des Wochenbettes eine besondere Bedeutung beigemessen. Die frischgebackene Mama wurde mit gutem Essen, Massagen, Kräuteranwendungen und vielem mehr gepflegt. Doch scheint uns in den westlichen Industriestaaten dieses Brauchtum weitgehend abhandengekommen zu sein. Wenn man Glück hat, kommt die Hebamme nach der Geburt noch ein paar Mal und sieht nach dem Rechten.

Danach kann man sich im hormonellen Auf und Ab und bei all den neuen Anforderungen sehr schnell einsam und überfordert fühlen. Die häufigen Schwangerenvorsorgen bis zur Geburt sind vorbei, das Baby ist da und damit ist ja alles gut. Oder?

Gut, wenn man jetzt Verwandte oder Freunde in der Nähe hat, die gern einmal eine warme Mahlzeit vorbeibringen, auf größere Kinder aufpassen, die Wohnung durchputzen oder einen anderweitig entlasten. Das ist aber allzu oft nicht der Fall.

Wir, Sarah und Navina, wünschen uns, dass unsere Gesellschaft zurückfindet zu einer Wochenbettkultur, an der sich wie selbstverständlich alle beteiligen, die der jungen Mama nahestehen. Aber bis dahin ist es wohl noch ein langer Weg.

Schon jetzt aber ist dein Wochenbett. Egal, wie die Umstände sind – dieses Buch soll dich in dieser Zeit ein Stück auffangen und begleiten: Als Tagebuch, in dem du eure erste Zeit festhalten kannst. Als kleiner Ratgeber und unterhaltende Lektüre in langen Stillsitzungen oder schlaflosen Nächten. Und weil wir Frauen so wunderbar verschieden sind, präsentiert dieses Buch konventionelle, aber auch ungewöhnliche Ideen.

Viel Spaß damit und ein schönes Wochenbett wünschen dir

Sarah und Navina

Idee

Schnapp dir die Checkliste zum Wochenbett (S. 130) und fixiere als Erstes deine Wünsche.

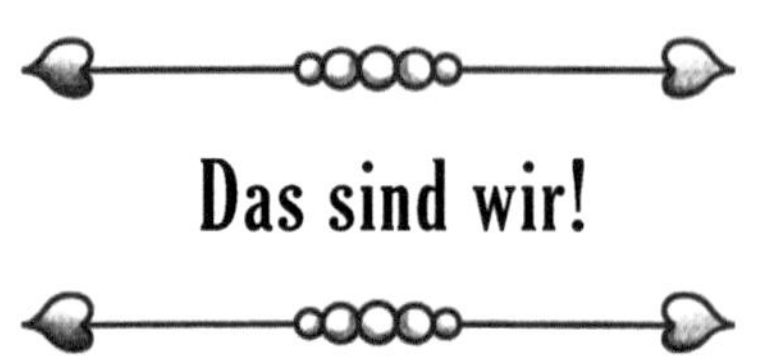

Das sind wir!

Hier ist Platz für eure ersten gemeinsamen Fotos.

Ort:

Datum:

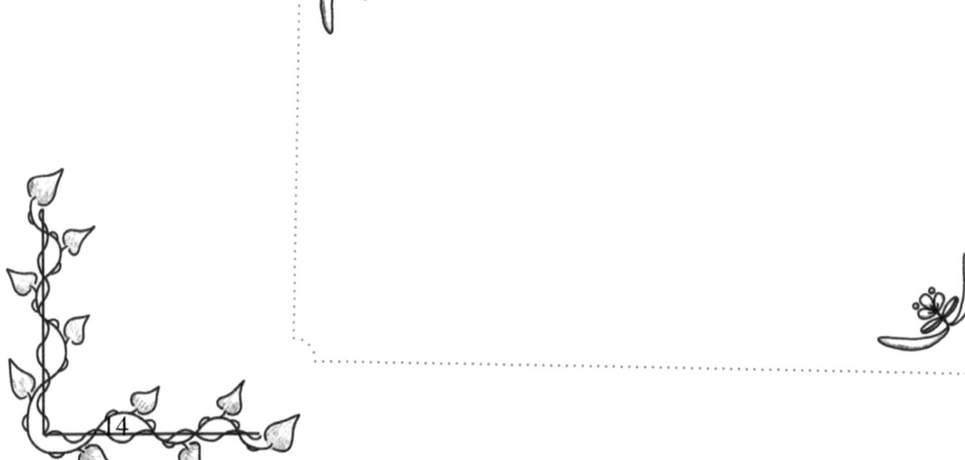

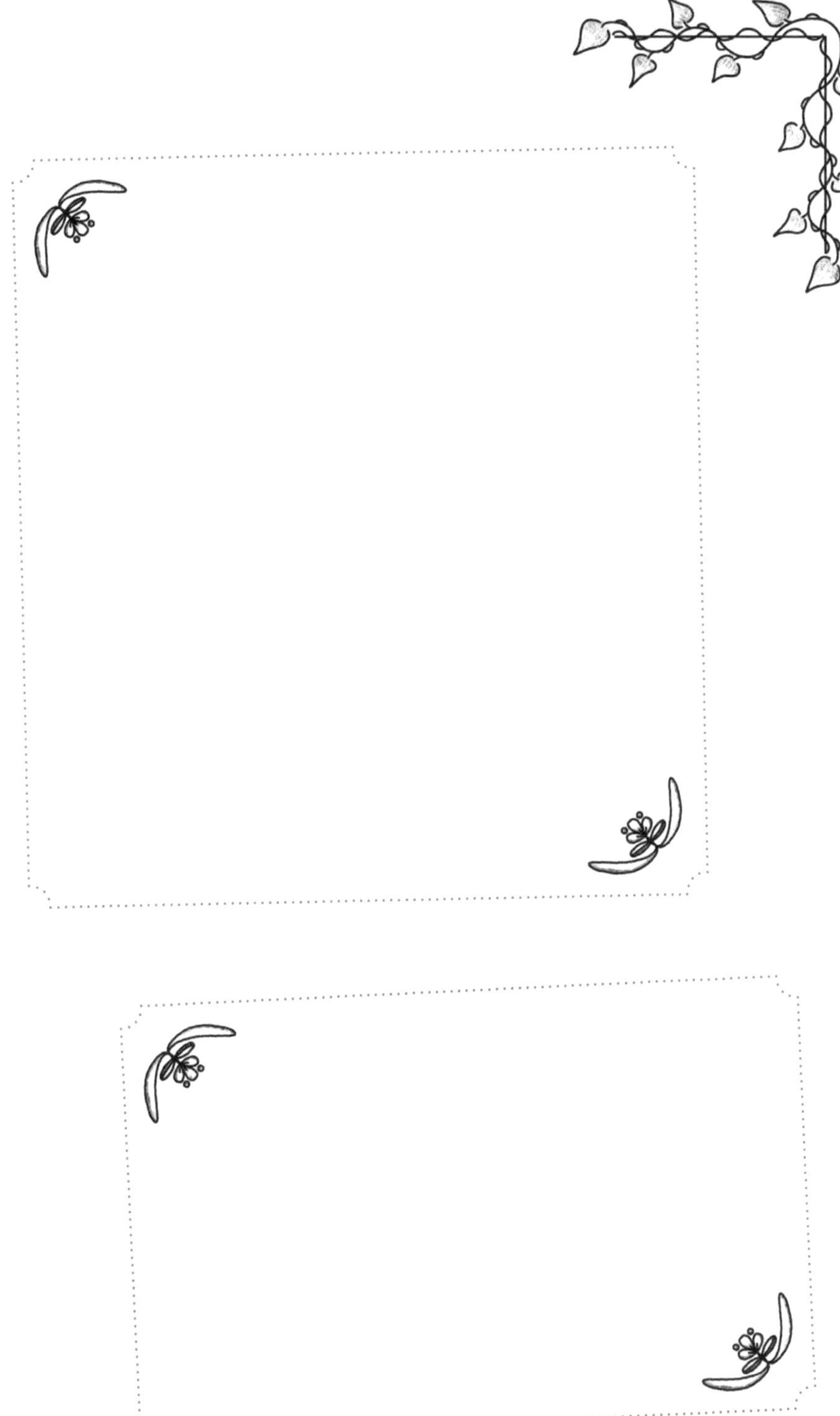

Mein Baby / Meine Babys

Name: ____

Geboren am ____________________ *um* ___________ *Uhr.*

Geburtsort: ____

Länge: _________ *cm*

Gewicht: _________ *g*

Kopfumfang: _________ *cm*

Name: ____

Geboren am ____________________ *um* ___________ *Uhr.*

Geburtsort: ____

Länge: _________ *cm*

Gewicht: _________ *g*

Kopfumfang: _________ *cm*

Tag 0

Mein Tagebuch

Happy Birthday!

Herzlichen Glückwunsch zu deinem kleinen Wunder!
Willkommen im Leben als Mama!

Die Geburt hat ein **Feuerwerk der Hormone** in dir entfacht, das dich auf Wolke sieben entführt. Du bist die Power-Frau. Welche Kräfte da in dir stecken! Dein Körper ist ein Meisterwerk. Er hat dieses Baby in dir geschaffen und geboren. Dieses perfekte kleine Menschlein.

Es ist, als würde die Welt stehenbleiben, um diesen bedeutenden Moment in der Geschichte auf sich wirken zu lassen. Eine neue Seite im Buch der Menschheitsgeschichte wurde aufgeschlagen. Wer weiß, was aus diesem Baby einmal werden wird? Vielleicht wird es Geschichte schreiben, großartige Erfindungen machen oder einfach für jemanden anders ein wundervoller Mensch sein?

Was auch immer aus diesem Baby werden wird, du bist sicher, es wird wunderbar sein. Und du bist stolz darauf, denn du bist seine Mutter! Der hormonell angestoßene Glücksrausch ist in den Stunden nach der Geburt am stärksten. Genieße ihn und denke nicht an morgen. Oder übermorgen. Andere Tage kommen, aber heute ist heute. Und heute ist wundervoll!

Vermutlich bist du nach der Geburt erst einmal einige Stunden hellwach vor lauter Glück, während dein Baby nach den ersten sehr wachen Minuten wahrscheinlich nun für mehrere Stunden schläft. Und dann aufwacht, wenn du endlich müde wirst.

War die Geburt sehr anstrengend oder gar traumatisch, kann das hormonelle Feuerwerk ausbleiben oder nur schwach verlaufen. Nach der Geburt bist du vermutlich erschöpft und froh, dass es vorbei ist. Spontane Glücksgefühle bleiben weitgehend aus. Du willst nur noch deine Ruhe und schlafen.

Ein Kaiserschnitt lässt das Hormon-High ebenfalls ausfallen, besonders, wenn vorher nicht auf natürliche Weise Wehen in Gang gekommen sind. So wird es vermutlich etwas länger dauern, bis sich die große Liebe zum Baby und Glücksgefühle einstellen. Es kann auch sein, dass du zunächst Schwierigkeiten hast, das Baby als dein eigenes zu betrachten.

Egal, wie die Geburt war, aber gerade dann, wenn sie nicht optimal gelaufen ist, profitieren eure ersten zarten Beziehungsbande von Ruhe und viel **Körperkontakt**. Nimm das Baby so oft es geht Haut an Haut auf deine Brust. Bist du im Krankenhaus, dann versuche, euch so schnell es geht zu entlassen, wenn es keine zwingenden medizinischen Gründe zum Bleiben gibt. Verlass dich auf dein Gefühl. Du weißt, was du brauchst und was für euch am besten ist. Zu Hause geht dann in der Regel alles leichter: das Bonding, das Schlafen, das Stillen und das Geborgenfühlen.

Tipp: Erste Entscheidungen

Das Baby ist da und schon musst du erste Entscheidungen für es treffen. Findet die Geburt im Krankenhaus oder mit einer Hebamme statt, werden dir Vitamin K-Tropfen, antibiotische Augentropfen und das Neugeborenenscreening nahegelegt.

Informiere dich am besten vor der Geburt, was du davon möchtest und was nicht.

***Seelenwissen:** Endlich angekommen! (S. 98), Blickkontakt – Eine neue Nabelschnur entsteht (S. 99)*

***Vertiefungen:** Imprinting (S. 106), Rechtliches und Finanzielles (S. 128)*

***Praxistipp:** Eine Einladung ins Wochenbett (S. 159)*

Tag 1

Mein Tagebuch

Dein Körper verändert sich

Dein **Bauch** ist jetzt leer. Das vertraute Strampeln darin hat aufgehört. Dir würde etwas fehlen, läge dein kleiner Bauchstrampler nicht direkt neben oder auf dir. Seine alte Behausung sieht schlaff und wie eine große, weiche Birne aus. Die Gebärmutter und andere Strukturen müssen sich erst noch zurückbilden. Dieser Prozess beginnt nach der Geburt und dauert ein paar Monate.

Jetzt ist die einmalige Chance, diesen Bauch einmal auf einem Foto zu verewigen. Verabschiede dich getrost vom Ideal des computerretuschierten Hungermodels. Dieser Körper ist echt und er hat Großartiges geleistet. Er hat einen echten Menschen in sich wachsen lassen und zur Welt gebracht. Da wurde nichts am Computer hingetrickst. Dieser Prachtkörper verdient deine Bewunderung und liebevolle Pflege.

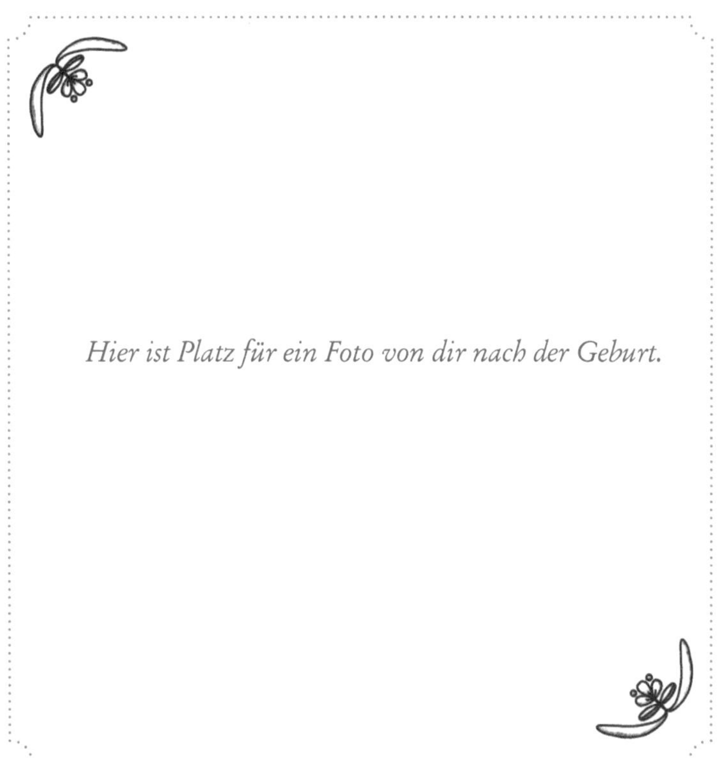

Kurz nach der Geburt braucht dein Körper erst einmal Ruhe. Wahrscheinlich hast du schon gemerkt, dass sich dein **Beckenboden** ein bisschen ausgeleiert anfühlt und der ganze Bereich dort unten wund und empfindlich ist. Etwas weiter zu gehen oder länger zu stehen, ist anstrengend. Hör auf deinen Körper und gönn ihm die Ruhe, die er braucht. Lass es langsam angehen, auch wenn dir die Glückshormone von der Geburt Flügel verleihen.

Bist du bei der Geburt heil geblieben? Oder hast du **Verletzungen** davongetragen? Hebammen nähen meist alle Risse, auch wenn die meisten Risse (Dammriss 1. und 2. Grades) in der Regel auch von allein heilen. Mütter berichten sogar von weniger Beschwerden, wenn sie sich gegen das Nähen entschieden haben. Damit es in den ersten Tagen trotz Dammriss oder Dammschnitt auf der Toilette angenehmer ist, kannst du dir beim Pipimachen warmes Wasser (noch besser: mit etwas Salz drin gelöst) über die Dammregion laufen lassen. Oder du pinkelst entspannt unter der Dusche.

Deine **Gebärmutter** schrumpft nun jeden Tag ein bisschen mehr. Heute, direkt nach der Geburt, sollte sie ungefähr einen Fingerbreit unter dem Nabel stehen. Taste doch einmal nach deinem Superorgan! Nach all der Arbeit, die deine Gebärmutter geleistet hat, verdient sie ein bisschen liebe-volle Aufmerksamkeit. Vielleicht gönnst du ihr ein paar Streicheleinheiten oder lobst sie für ihre Arbeit. Dass sie noch fleißig arbeitet, hast du sicherlich schon zu spüren bekommen.

Die **Nachwehen**, mit denen sich die Gebärmutter klein schrumpft, spürst du wahrscheinlich vor allem beim Stillen – und sie sind nicht von Pappe. Du musst sie vielleicht veratmen wie richtige Geburtswehen. Veratme, was veratmet werden will, und bedanke dich im Stillen, dass deine Gebärmutter sich so treu – wenn auch mitunter schmerzhaft – um ihre Aufgaben kümmert. Mit jedem Tag wirst du diese Kontraktionen weniger spüren und in etwa zehn Tagen schon kannst du ihre obere Kante gerade auf Schambeinhöhe tasten.

Lindernd wirkt Wärme. Manche schwören auch drauf, dass ein kleines Stück Plazenta unter die Zunge gelegt die Nachwehen erträglicher macht. Es ist aber auch keine Schande, einmal zu Schmerzmitteln zu greifen. Diese Nachwehen können nämlich wirklich sehr fies sein. Vor allem, wenn es das zweite, dritte oder ein weiteres Kind ist.

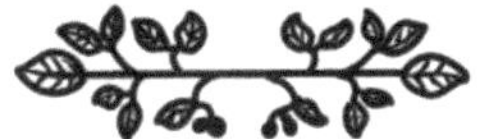

Seelenwissen: *Selbstliebe (S. 100),*
Dank an meine Gebärmutter (S. 105)

Vertiefung: *Berührung für die Mutter (S. 111)*

Praxistipps: *Ein Brief an meine Gebärmutter (S. 133),*
Meine Gebärmutter (Meditation, S. 134)

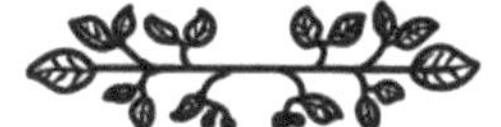

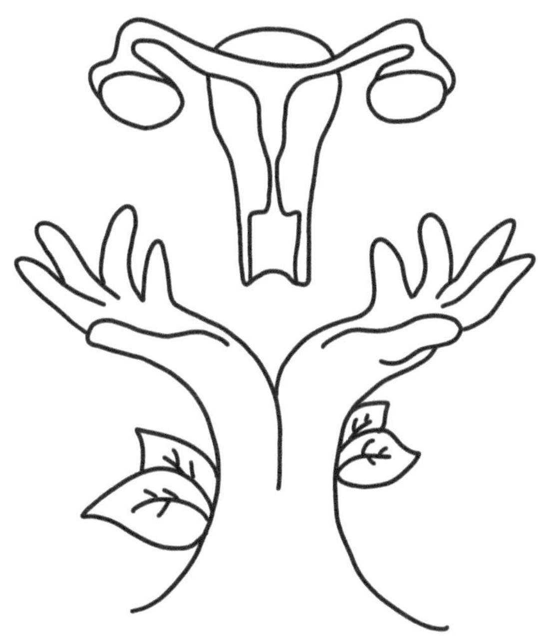

Tag 2

Mein Tagebuch

Wie dein Baby aussieht

Sicherlich hast du dein kleines Prachtbaby schon ausführlich bewundert: die winzigen Finger und Zehen, die süße Stupsnase, die vielen oder wenigen Haare ... Vielleicht ist dir auch das eine oder andere **Seltsame** aufgefallen. Hat es verschieden aussehende oder komische Ohren? Rote Flecken im Gesicht? Riesige, dunkelgefärbte Geschlechtsteile? Einen verformten Kopf? Haare auf den Armen und Schultern?

Keine Sorge. Seltsame Ohrfalten und verformte Köpfe verwachsen sich. Storchenbisse oder Blutschwämmchen verschwinden (auch wenn es einige Monate dauert), genauso wie das feine Fell auf dem Körper.

Die Geschlechtsteile werden bald Normalgröße erreichen, sobald das Baby die weiblichen Hormone abgebaut hat, die es noch aus der Zeit in deinem Bauch in sich hat. Bis dahin kann es auch vorkommen, dass aus den geschwollenen Babybrustdrüsen ein paar Tropfen Milch kommen und das Baby rötlichen Ausfluss wie bei einer Mini-Periode hat, wenn es ein Mädchen ist. Dafür sind die weiblichen Hormone von dir verantwortlich. Das ist aber ganz normal und hört bald auf.

Erstes Stillen und Babys erstes Kacka

Keine Sorge, wenn es anfangs eine gefühlte Ewigkeit dauert, bis das Baby andockt und ordentlich trinkt. Wenn die Brustwarze sehr flach und schwer zu greifen ist, kann das erste Stillen auch mal zur Nervenprobe werden. Bald jedoch werdet ihr ein eingespieltes Team sein und die Brustwarzen werden vom Baby in Form genuckelt. Geht alles nicht, kann für den Start ein Stillhütchen helfen. Das kann man später, wenn sich das Stillen eingespielt hat, auch wieder weglassen. Manchmal kann aber auch ein kurzes Zungenbändchen beim Baby das Saugen erschweren. Dieses Problem lässt sich wenn nötig mit einem kleinen operativen Eingriff beheben.

Das **Stillen**, bevor die volle Milchladung geliefert wird, hilft dem Baby, das Saugen an der Brust zu lernen. Beim sogenannten Milcheinschuss, der dich in den nächsten Tagen erwartet, sind die Brüste erst einmal so voll, dass das Ansaugen schwieriger sein kann. Da ist es gut, wenn das Baby vorher schon üben konnte. Dein Baby möchte jetzt wahrscheinlich immer wieder stillen. Obwohl sich deine Brüste noch relativ leer anfühlen: Dieses Stillen ist aus mehreren Gründen wichtig. Jetzt kommt schon etwas Milch. Goldgelb ist sie, dick und sahnig. Diese Milch nennt man **Vormilch** oder Kolostrum. Sie enthält jede Menge Immunzellen und bereitet den Verdauungstrakt des Babys auf die „richtige" Milch vor.

Im Darm des Babys befindet sich noch schwarzes klebriges **Kacka**. Das ist entstanden aus allem, was das Baby im Bauch mit dem Fruchtwasser so verschluckt hat: kleine Haare, abgeschilferte Zellen ... und es befindet sich abgebauter roter Blutfarbstoff des Babys darin, der dunkelgrün bis braun erscheint.

Wenn dein Baby nun fleißig Vormilch trinkt, kommt sein Verdauungssystem in Gang und es scheidet das ganze schwarze Zeug leichter aus. Manchen Babys fällt dieses Ausscheiden leicht, andere tun sich schwerer.

Schon heute, am zweiten Tag, siehst du vielleicht, wie dieses schwarze Kacka nicht mehr ganz so schwarz aussieht wie gestern noch. Über die nächsten Tage wird Babys Stuhl immer heller werden, bis er senfgelb aussieht (eine Färbung ins Grünliche kann gelegentlich vorkommen). So wird er dann bleiben, solange du dein Baby ausschließlich stillst.

Seelenwissen: *Berührung – Die erste Form der Kommunikation (S. 102)*

Vertiefung: *Blickkontakt und Bonding (S. 107)*

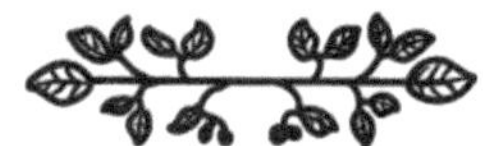

Tag 3

Mein Tagebuch

Hier kommt die Milch!

Dein Bauch ist wahrscheinlich schon merklich seiner Originalgröße entgegengeschrumpft und von deiner einst prallen Schwangerenkugel ist nicht mehr viel übrig. Dafür gewinnt etwas Anderes an Größe.

Heute oder in den nächsten Tagen findet der sogenannte **Milcheinschuss** statt. Und so dramatisch wie es klingt, kann es sich auch anfühlen. Aus Körbchengröße A wird plötzlich ein Ballerbusen, der mit den Maßen jedes Pin up-Girls mithalten kann. Diese kostenlose Brustvergrößerung ist zwar schön anzusehen, aber gewöhnungsbedürftig. Die Brüste sind gespannt, man weiß vielleicht nicht, wie man damit bequem liegen soll, und eigentlich hat man etwas ganz anderes im Sinn, als Männern zu gefallen.

Das Futter für das Baby ist da! Und oft viel mehr, als eigentlich gebraucht wird. Jetzt ist es ganz praktisch, wenn es noch ein größeres Geschwisterkind gibt, das überschüssige Milch abtrinken kann. Ist das nicht vorhanden, hilft sanftes Ausstreichen. Abpumpen sollte man besser nur dann, wenn unbedingt nötig. Anderenfalls täuscht man der Brust einen hohen Bedarf vor, den die Brust mit noch mehr Milch beantworten wird.

Keine Sorge, das Milchüberangebot legt sich bald. Nach zwei bis drei Tagen wird es schon etwas weniger und pegelt sich in den nächsten Wochen auf genau das ein, was das Baby braucht.

Wie geht es deinen **Brustwarzen**? Gut möglich, dass sie durch die ungewohnte Beanspruchung wund sind, schmerzen oder gar bluten. Eine lanolinhaltige Creme (gibt es zum Beispiel in der Apotheke) kann wahre Wunder wirken. Man trägt sie vor und nach dem Stillen auf und muss sie auch nicht abwaschen.

Ansonsten hilft es, viel Luft an die Brust zu lassen und, wenn es gar nicht anders geht, Stillhütchen für ein bisschen Entlastung sorgen zu lassen. Außerdem kann man sogenannte Zinnhütchen unter dem BH tragen, wenn man gerade nicht stillt. Darunter heilen wunde Brustwarzen schneller ab.

Die Milch kommt nicht?

Stress kann den Milchfluss hemmen und den Milcheinschuss verzögern. Oft entsteht das Problem, wenn die Mutter aus irgendeinem Grund noch im Krankenhaus ist. Dort wird das Baby häufig gewogen und wenn es nicht so an Gewicht zunimmt, wie es soll, wird der Mutter Druck gemacht zuzufüttern. Eine Entlassung wird erst in Aussicht gestellt, wenn das Baby sein Geburtsgewicht wieder erreicht hat.

Aber unter diesem Druck Milch produzieren? Keine leichte Aufgabe. Erfahrungsgemäß fließt die Milch viel besser, wenn man sich in der Geborgenheit seiner eigenen vier Wände befindet. Eine Hebamme kann genauso nach Hause kommen und die Gewichtszunahme überprüfen. Sich in dieser Situation gegen ärztlichen Rat entlassen zu lassen, hat schon mancher Mutter erspart, zufüttern zu müssen.

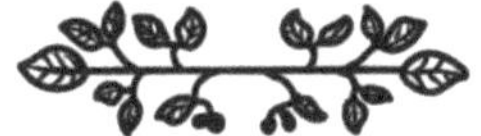

***Vertiefung:** Über das Zufüttern gestillter Neugeborener (S. 110)*

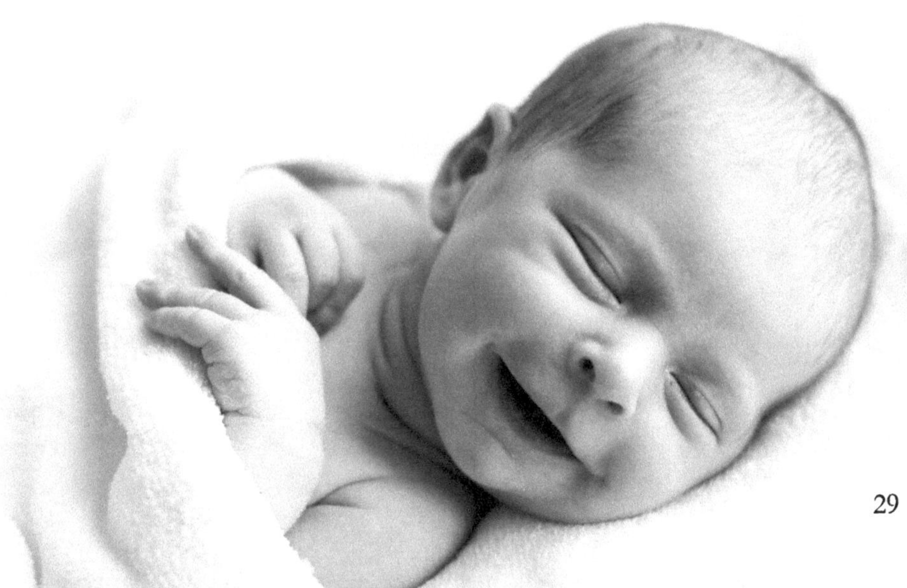

Tag 4

Mein Tagebuch

Hilfe, das Baby ist gelb!

Es ist ganz normal, wenn das Baby jetzt gelb ist. Zwischen dem dritten und fünften Lebenstag erreicht die sogenannte Neugeborenengelbsucht ihren Höhepunkt. Schuld ist das Abbauprodukt des fetalen Hämoglobins. Das ist ein spezieller roter Blutfarbstoff, den das Baby während seiner Zeit im Bauch gebildet hat und der jetzt nicht mehr gebraucht wird. Dessen Abbauprodukt, **Bilirubin** genannt, wird über die Galle in den Darm abgegeben und über das Kacka ausgeschieden.

Momentan fällt ein bisschen mehr davon auf einmal an, als ausgeschieden werden kann. Daher staut es sich im Körper und färbt die Haut gelb. Ist das Stillen gut angelaufen und macht das Baby gut Kacka, ist das die beste Voraussetzung, all das anfallende Bilirubin schnell loszuwerden.

Manchmal kann die Gelbfärbung länger dauern, zum Beispiel bei Blutgruppenunverträglichkeit oder wenn das Stillen noch nicht gut klappt. Selten steigt der Bilirubinwert so hoch an, dass er das Babygehirn beeinträchtigt. Das Baby wird dann trinkfaul und schläft nur.

Trinkt das Baby schlecht oder gar nicht und macht es wenig oder kein Pipi mehr, sollte man den Bilirubinwert überprüfen lassen. Ist der Wert 20 mg/dl oder darüber, gilt die Gelbsucht als schwer und eine Behandlung ist nötig, da bei sehr hohen Werten ein Hirnschaden eintreten kann. Die Behandlung geschieht meist mittels Phototherapie, das heißt, das Baby muss ins Krankenhaus und wird dort mit blauem Licht bestrahlt. Diese Bestrahlung führt zum Abbau von Bilirubin in der Haut. So eine Phototherapie ist für das Baby anstrengend und nicht ohne Nebenwirkungen.

Das Baby dem **Sonnenlicht** auszusetzen, hat vom Prinzip her aber den gleichen Effekt wie eine Phototherapie. Legt man das Baby also schon prophylaktisch in den ersten Lebenstagen an einen hellen Schlafplatz mit Sonneneinstrahlung, kann das der Notwendigkeit einer späteren Behandlung oft vorbeugen. (Man sollte es natürlich nicht so in die Sonne legen, dass es einen Sonnenbrand bekommt, klar.)

In den allermeisten Fällen macht die Gelbfärbung aber überhaupt keine Probleme.

Tipp bei Verspannungen

Fühlst du dich am ganzen Körper irgendwie verspannt? Auch das ist jetzt nicht ungewöhnlich. Eine ungewohnte Haltung bei Stillen, die Veränderung der Statik durch den verschwundenen Babybauch und die großen Brüste ...

Vielleicht sorgt der Stress eines schreienden Babys zusätzlich dafür, dass du sämtliche Muskeln in deinem Körper fühlst.

Lass dich in den ersten Tagen am besten täglich **massieren**, von deinem Partner oder jemanden, den du am besten schon vor der Geburt dafür engagierst. Dein Körper leistet Großartiges und verdient es, ein bisschen Aufmerksamkeit zu bekommen.

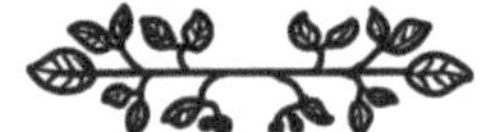

***Praxistipp:** In körperlicher und geistiger Mamabestform im Wochenbett (S. 143)*

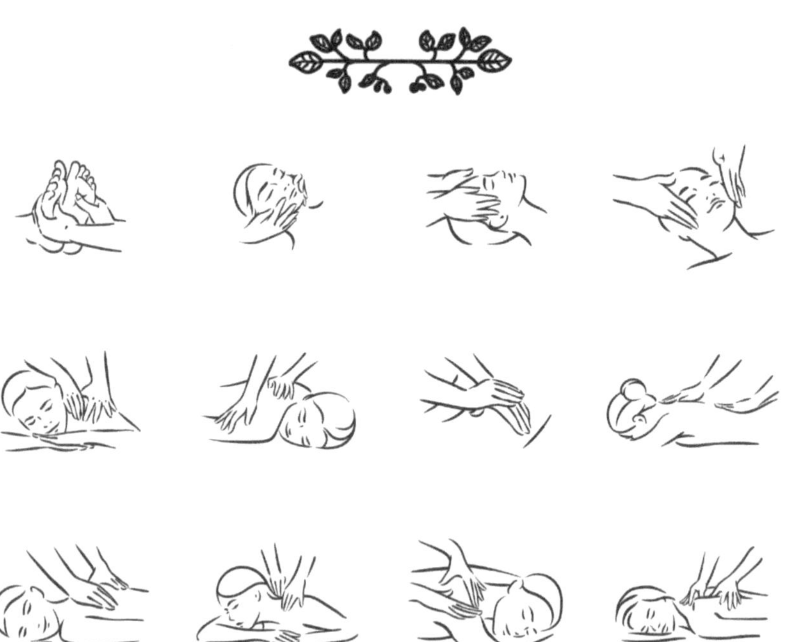

Tag 5

Mein Tagebuch

Hunger oder Saugbedarf?

Neugeborene haben einen enormen Saugbedarf, der oft noch lange nicht gestillt ist, wenn das Baby sich an der Brust satt getrunken hat. Aber da durch das Überangebot an Milch nach dem Milcheinschuss weiter Milch geliefert wird, wenn das Baby eigentlich nur saugen will, kann das für das Baby frustrierend sein.

Alternativ kann man dem Baby dann den kleinen Finger oder einen **Schnuller** anbieten. Der Schnuller ist allerdings umstritten. Manche befürchten, es könne eine Saugverwirrung entstehen oder eine jahrelange Schnullerabhängigkeit. Bei den meisten aber wird der Schnuller uninteressant, sobald sich Saugbedarf und Milchangebot ungefähr bis zum vierten Monat aneinander angleichen. Also keine Angst beim Ausprobieren, was am besten funktioniert.

Starre Vorstellungen über Abstände zwischen den Stillmahlzeiten kann man übrigens getrost über den Haufen werfen. Die stammen aus einer Zeit, als man das Schema der Fläschchenfütterung auf die Stillmütter übertragen wollte. Aber weder muss man das Baby vor und nach dem Stillen wiegen, noch muss man sich an ein Schema halten. Du und dein Baby, ihr werdet von alleine euren **Rhythmus** finden – und der wird in Phasen von Wachstumsschüben auch immer mal wieder gründlich durcheinandergeraten. Das ist normal.

Anfangs kann so eine Stillmahlzeit auch noch relativ lange dauern. Wenn das Baby aber erst einmal Übung beim Stillen entwickelt hat, handelt es seine Stillmahlzeit vielleicht in wenigen Minuten ab. Hat es noch Hunger, spricht nichts dagegen, die zweite Brust anzubieten. Beim **Cluster-Feeding** wechselt man jeweils hin und her.

Will das Baby ständig stillen, heißt das übrigens nicht, dass die Milch nicht reicht. Das heißt eher, dass das Baby wächst und mehr Milch bestellt. Und wie merkt die Brust, dass mehr Milch gebraucht wird? Durch häufiges Saugen.

Wird das Baby auch wirklich satt?

Ob das Baby satt wird, kann man also nicht daran festmachen, ob das Baby ständig an die Brust will. Auch Unzufriedenheit, die Brust anschreien und dergleichen kann vieles andere heißen.

Ein eindeutiges Indiz ist, wenn die **Gewichtszunahme** ausbleibt oder stockt. Dabei gilt eine Gewichtsabnahme in den fünf ersten Lebenstagen von bis zu zehn Prozent des Geburtsgewichts als normal. Bei größeren Gewichtsverlusten muss man sich das Stillen einmal anschauen. In den meisten Fällen können eventuelle Probleme behoben werden.

Nur recht selten kann eine Mutter nicht genug Milch produzieren. Das kann zum Beispiel bei Schilddrüsenproblemen der Fall sein oder wenn sich die Mutter so ernährt, dass nicht genügend Nährstoffe da sind.

Gesunde, gut gestillte Babys haben ihr Geburtsgewicht nach 7 bis 14 Tagen wieder eingeholt.

Hast du Fragen oder Probleme beim Stillen? Kontaktiere am besten eine ausgebildete Stillberaterin, zum Beispiel von der La Leche Liga oder der Arbeitsgemeinschaft Freier Stillgruppen (AFS). Diese Stillberaterinnen arbeiten ehrenamtlich.

 ***Ausgewählte Internetadressen zum Stillen*** 

lalecheliga.de
lalecheliga.at
lalecheleague.ch
afs-stillen.de
oeafs-stillen.at
stillen.ch

***Vertiefung:** Stillen – Wenn das Trauma in den Brüsten sitzt (S. 108)*

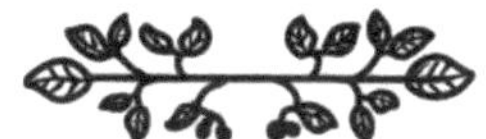

Tag 6

Mein Tagebuch

Heultage

Alles dreht sich nur noch um das Baby. Tag und Nacht. Der kleine Mensch ist vollkommen von dir abhängig und fordert dich, wann immer er es braucht.

Wie geht es dir dabei? Die euphorischen Gefühle direkt nach der Geburt haben wahrscheinlich einer **wechselhafteren Stimmung** Platz gemacht. Angst um das Baby und die Zukunft, depressive Gedanken und Verzweiflung ...

Eine unangenehme, düstere Mischung kann sich in dir breitmachen, ohne dass du verstehst warum. Schuld daran ist unter anderem der Abfall der Hormone nach der Geburt. Vielleicht fühlst du dich auch völlig überfahren von der neuen Situation. Gerade wenn es dein erstes Kind ist.

Sich an ein Leben mit Kind zu gewöhnen, dauert einige Zeit. Dass dabei auch mal Tränen fließen, ist normal. Lass raus, was raus muss. Und bitte um Unterstützung, wo du sie brauchst. Dein Baby ist jetzt wichtig, aber du bist es ganz genauso.

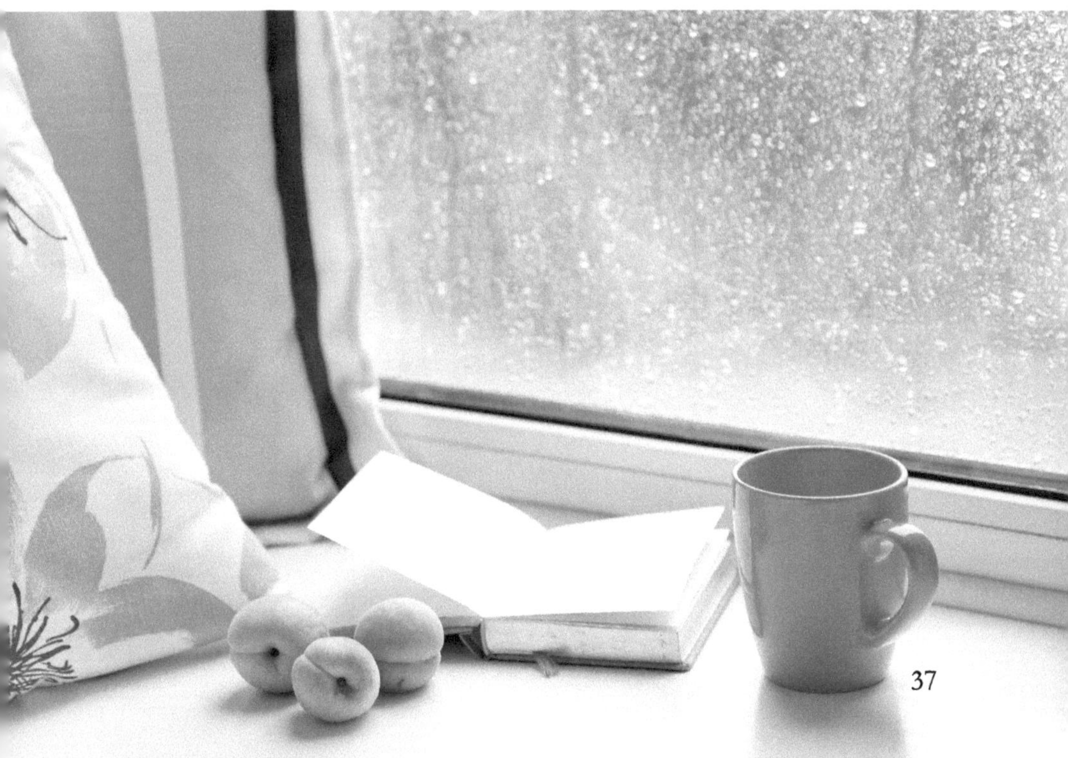

Milchstau

Nicht nur emotional kann alles ins Stocken geraten. Der Körper reagiert ebenfalls und eh man sich versieht, bahnt sich mit Schüttelfrost, Kopfschmerzen und schmerzhaften Brüsten ein Milchstau an.

Jetzt heißt es dringend: Ab ins Bett und ausruhen! Auch wenn du vielleicht in den ersten Tagen etwas übermütig warst; jetzt ist es Zeit, einfach mal Pause zu machen. Schlaf ist ein wunderbares Heilmittel.

Die **harten Stellen** auf deiner Brust kannst du unter der warmen Dusche vorsichtig versuchen auszustreichen. Du kannst dein Baby mit dem Kinn zur harten Stelle gerichtet anlegen (das kann je nach Ort der betroffenen Stelle ein bisschen sportlich werden), in der Hoffnung, dass es den Stau lösen kann. Oder du kannst die andere Brust geben und dabei die harte Stelle der betroffenen Brust ausstreichen, sobald der Milchspendereflex die Milch fließen lässt.

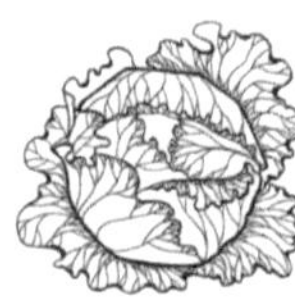

Quark und Kohlblätter lassen sich auflegen, um die betroffenen Stellen zu kühlen. Diese Maßnahmen sollten in ein bis zwei Tagen bis einer Woche Besserung bringen. Hält der Zustand länger an, kann sich eine Brustentzündung entwickeln, die vom Arzt behandelt wird. Aber so weit muss es eigentlich nicht kommen.

Vorbeugend lohnt es sich darauf zu achten, dass BHs oder Tragehilfen nicht auf die Brust drücken und damit einen Stau auslösen. Oder noch besser: den BH ganz weglassen.

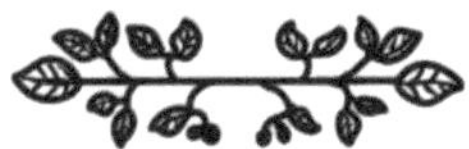

Seelenwissen: *Bettgeflüster – Ein Hilfsmittel bei den Gemütsstimmungen im Wochenbett (S. 103)*

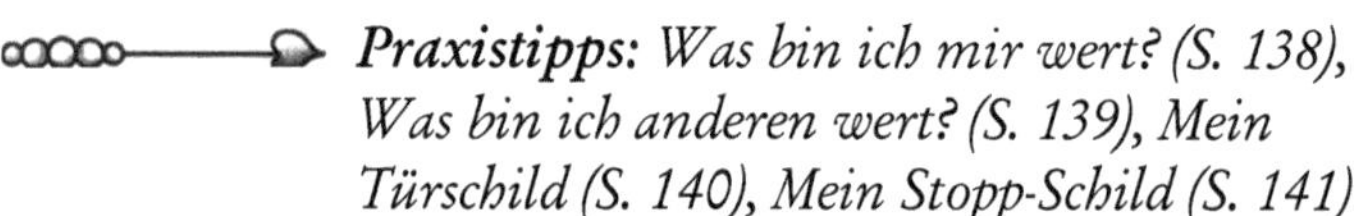

Praxistipps: *Was bin ich mir wert? (S. 138), Was bin ich anderen wert? (S. 139), Mein Türschild (S. 140), Mein Stopp-Schild (S. 141)*

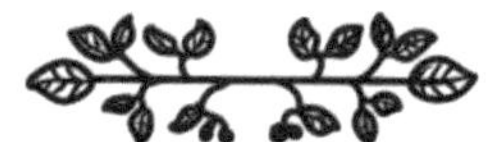

Tag 7

Mein Tagebuch

Wochenfluss

Normalerweise nimmt der Wochenfluss nach der Geburt langsam ab: von starken Blutungen am Tag nach der Geburt, bis er am Ende des Wochenbettes ganz verschwunden ist. Dazwischen wird er **wellenförmig** weniger. Es kann also sein, dass ein paar Tage lang fast nichts kommt und es dann wieder ein paar Tage stärker blutet, um sich dann wieder auf Schmierblutungen zu reduzieren.

Gerade in den ersten Tagen nach der Geburt sollte der Wochenfluss aber nicht länger als 24 Stunden ganz aufhören. Hält der Zustand des **Nichtfließens** länger an, kann sich das anfallende Blut in der Gebärmutter stauen und im schlimmsten Fall zu einer Gebärmutterentzündung führen. Das passiert aber nur ganz selten.

Um solchen Komplikationen vorzubeugen, ist man bestrebt, den Fluss schnell wieder in Gang zu bringen. Dafür empfiehlt sich, Stress zu meiden, eine Wärmflasche auf den Bauch zu legen, eine sanfte Bauchmassage durchzuführen oder sich bäuchlings auf ein Kissen zu legen, damit das Abfließen erleichtert wird.

Woran würde man einen kritischen **Stau** bemerken? Wenn der Wochenfluss ausbleibt und Symptome wie Kopfschmerzen, Fieber, Druckschmerz über der Gebärmutter dazukommen. Die Nachsorgehebamme kann die Rückbildung der Gebärmutter tasten und feststellen, ob sie größer ist, als sie sein sollte, was auf eine Ansammlung von Wochenfluss hindeuten würde.

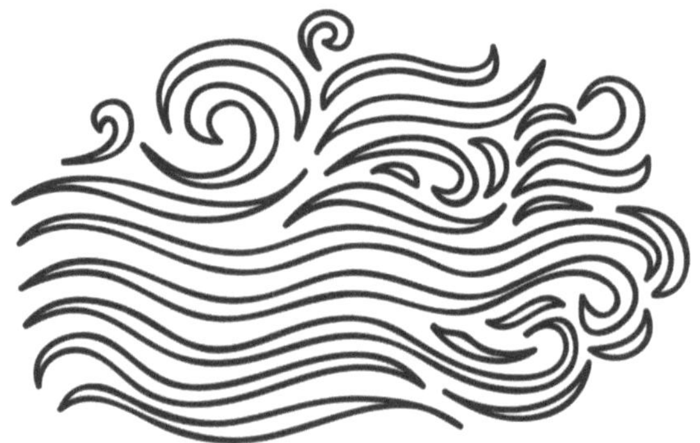

Die Sache mit dem Nabel

Irgendwann in diesen Tagen wird der Nabelschnurrest abfallen und wahrscheinlich beobachtest du gespannt und ein bisschen ängstlich, ob das alles so läuft, wie es soll. Am Ende wird ziemlich sicher ein schöner **Bauchnabel** dabei herauskommen.

Es empfiehlt sich, den Nabel trocken zu halten, das heißt, ihn zum Beispiel auch nicht mit in die Wegwerfwindel einzuschließen. Oft löst sich die inzwischen dunkelbraune, verschrumpelte Nabelschnur über ein paar Tage ab, ist also zu einem Teil schon gelöst und zum Teil noch dran. Darunter kann eine etwas unangenehm riechende, gelbliche Schicht sichtbar sein. Auch kann der halb gelöste harte Rest der Nabelschnur im Nabelbereich scheuern und kleine Rötungen hinterlassen. Das ist alles nicht schlimm. Nur fett gerötet sollte der Bereich nicht werden. Im Zweifelsfall kann die Hebamme dir sagen, ob das, was du siehst, noch normal ist.

Bei manchen Babys bildet sich ein **Nabelgranulom**. Das ist ein fleischfarben aussehender Knubbel im Nabel, der nach Ablösen des Nabelschnurrestes auftreten kann. So ein Nabelgranulom bildet sich meist von allein zurück, allerdings kann das seine Zeit dauern. Will man nicht abwarten, kann man eine Prise Salz auf das Granulom streuen. Dann trocknet es innerhalb kurzer Zeit ein und fällt ab.

Vielleicht sieht der Nabel deines Babys seltsam herausgestülpt aus. Dann handelt es sich vermutlich um einen **Nabelbruch**. Ein Nabelbruch ist bei Neugeborenen recht häufig und bildet sich in fast allen Fällen von ganz allein zurück. Bei den meisten Kindern verschwindet er spätestens bis zum zweiten Lebensjahr.

Der Nabelschnurrest meines Babys ist abgefallen

am: ______________________

Tag 8

Mein Tagebuch

Gutes Futter für die Mutter

Man kann nur geben, was man hat. Während der Schwangerschaft und der Geburt gibt der Körper sehr viel von sich. Das muss irgendwo herkommen und immer wieder nachgeladen werden, wenn man die Vorräte nicht erschöpfen will. Gerade im Wochenbett ist der Körper in vielerlei Hinsicht gefordert. Er muss Milch erzeugen, die Heilung und Rückbildung nach der Geburt initiieren und mit der Hormonumstellung nach der Geburt fertigwerden. Daher ist jetzt ein guter Zeitpunkt gekommen, stärkende Gerichte wie eine echte **Hühnersuppe** oder Eintöpfe und Suppen mit Knochenbrühe auf den Speiseplan zu setzen, die traditionell als Heilnahrung eingesetzt werden.

Bist du gut mit allen Nährstoffen versorgt? Folgende Dinge könnten darauf hindeuten, dass deinem Körper etwas fehlt:

- *anhaltende Vergesslichkeit/Unfähigkeit, sich zu konzentrieren – die sogenannte Stilldemenz (Schlafmangel kann hier natürlich auch eine Rolle spielen.)*
- *nicht genug Milch (Hier können auch Stress und hormonelle Probleme, zum Beispiel mit der Schilddrüse, reinspielen.)*
- *verzögerte Wundheilung*
- *Zahnfleischbluten, Karies*
- *Gelenkschmerzen*
- *Depression (Dies kann natürlich auch psychische Ursachen haben.)*
- *erhöhte Krankheitsanfälligkeit als Hinweis auf ein geschwächtes Immunsystem*
- *starke Gewichtsabnahme während der Stillzeit*
- *deutlich abnehmende Sehleistung*

Und noch ein Tipp: Es braucht **Geduld** nach hohem Blutverlust. Wenn man bei der Geburt viel Blut verloren hat, kann es ein paar Wochen dauern, bis man sich nicht mehr schwindelig, müde, atemlos und schnell erschöpft fühlt. Hier ist eine nährstoffreiche Ernährung besonders wichtig. Man muss trotzdem darauf eingestellt sein, dass der Körper Zeit braucht, um das verlorene Blut neu zu bilden. Gönn dir diese Zeit und sei geduldig. Mit jedem Tag wird es ein wenig besser gehen.

Hühnersuppe

- 1 Huhn, wenn möglich mit Innereien
- 3–4 ganze Möhren
- 1 Kinderfaust-großes Stück Sellerie
- 1 ganze Zwiebel
- ½ Porreestange
  3–4 Pfefferkörner
- Salz
- Wasser
- 1 kleine Dose Mais optional
- Suppennudeln

Alles zusammen im Dampfdrucktopf 25 Minuten kochen. Dann Huhn und Gemüse aus der Brühe holen und alles kleinschneiden, Fleisch von den Knochen trennen und kleinschneiden. (Das Huhn ist gar, wenn sich die Flügelknochen leicht ablösen lassen.) Alles wieder in die Brühe geben. Den Mais dazu. Abschmecken, ob genug Salz dran ist. Dazu Suppennudeln reichen.
Hinweis: Dieses Rezept eignet sich hervorragend zum Vorkochen und Einfrieren.

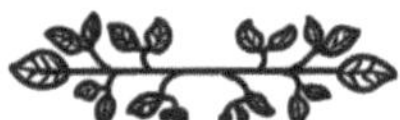

Mamas Spezial-Nährstoffbombe für die Stillzeit

- 250 g Quark (40 oder 50% Fett)
- 2–3 Eigelbe
- Saft und abgeriebene Schale einer unbehandelten Zitrone
- 1 Teelöffel Rohrohrzucker

Verrühren und genießen. Dieses Rezept eignet sich während der anstrengenden Stillzeit beispielsweise als abendliches Dessert.
Hinweis: Auch größeren Geschwisterkindern schmeckt Mamas Spezial ausgezeichnet.

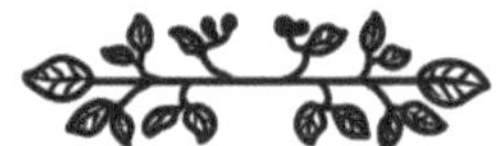

Hier ist Platz für weitere Lieblingsrezepte:

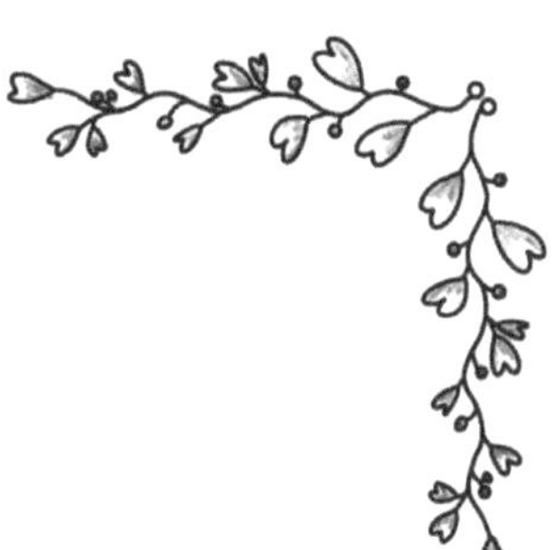

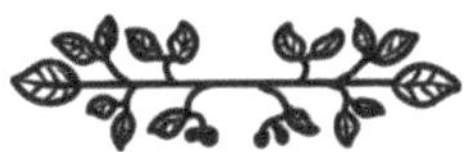

Vertiefung: *Vatergeburt (S. 116)*

Praxistipp: *Väteraufgaben (S. 136)*

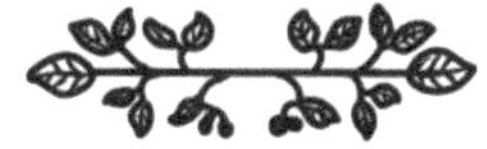

Tag 9

Mein Tagebuch

Umgang mit Pipi und Kacka

Inzwischen ist das Stillen bei dir wahrscheinlich gut in Gang gekommen. Entsprechend scheidet dein Baby auch typisch breiigen, senfgelben, säuerlich riechenden Muttermilchstuhl aus und muss regelmäßig Pipi machen.

Bis dein Kind selbst aufs Klo gehen kann, wird es noch eine Weile dauern. Aber es spürt schon, wenn es mal muss – und kann dann auch ziemlich ungehalten schreien.

Nun hat man verschiedene Möglichkeiten, damit umzugehen. Man kann sein Schreien ignorieren, es mit der Brust oder dem Schnuller beruhigen und es wird sich mit der Zeit daran gewöhnen, Pipi und Kacka in die Windel laufen zu lassen. Man hat dabei die Auswahl zwischen Wegwerfwindeln oder verschiedenen Stoffwindelsystemen. In jedem Fall ist die **Windel** der Auffangort für die Ausscheidungen und muss regelmäßig gewechselt werden.

Wenn das Baby sich windet und schreit, obwohl es satt ist, kann man aber auch die Windel aufmachen und es an der Luft pullern lassen. Selbst Neugeborene pinkeln lieber an der Luft als in die Windel. Man kann das Baby auch gut gestützt über einen kleinen Topf oder das Waschbecken halten und sich dort erleichtern lassen.

In Kulturen, wo es Wegwerfwindeln nicht gibt oder diese zu teuer sind, macht man das oft heute noch so. Zum Beispiel in den ländlichen Gegenden Chinas. Die Babys tragen entsprechende Hosen mit Schlitz und zur Sicherheit wird ihnen ein Tuch zwischen die Beine gelegt.

Ähnlich verfährt man, wenn man sogenanntes „**Windelfrei**“ oder „Elimination Communication“ macht. Es gibt entsprechende Kleidung, die das Abhalten vereinfacht, und Windelhosen zum Aufklappen und schnellen Abhalten, die die Vorteile der Windel und die des Abhaltens miteinander vereinen.

Die größten Erfolge hat man bei der Abhalterei erfahrungsgemäß in den ersten drei bis vier Monaten. Dann ist das Baby vor allem mit Stillen, Schlafen und Ausscheiden beschäftigt und wird noch nicht von neuen Sinneseindrücken abgelenkt, die später durch Krabbeln und Laufenlernen entstehen. Will man sein Baby abhalten, sollte man möglichst in den ersten Lebenswochen anfangen, bevor das Baby sich daran gewöhnt hat, in die Windel zu machen.

Der wunde Po

Entscheidet man sich für gewöhnliche Windeln, kann der Po im feuchten Milieu der Windel schnell mal **wund werden**. Pilze und Bakterien vermehren sich in der warm-feuchten Umgebung sehr gern und sorgen unter Umständen für Windelsoor bzw. Windeldermatitis.

Viel frische Luft, häufiges Windelwechseln, vorsichtige Reinigung mit Öl statt Wasser sorgen für Besserung und wirken erneutem Wundwerden entgegen. Auch Heilerde und Heilwolle können zum Einsatz kommen. Eine Zinkoxidcreme kann auf die angegriffene Haut aufgetragen werden und eine vor den Ausscheidungen schützende Schicht bilden. Stoffwindeln haben den Vorteil, dass dabei der Po nicht wie in eine Plastiktüte eingeschlossen wird und daher mehr Luft drankommt.

Wundwerden passiert übrigens schneller, wenn der Stuhl zum Beispiel aufgrund von Beikost, Krankheit, Zahnen vorübergehend aggressiver ist.

Vertiefung: Windelfrei – Dein Baby kommt mit Gebrauchsanweisung zur Welt (S. 118)

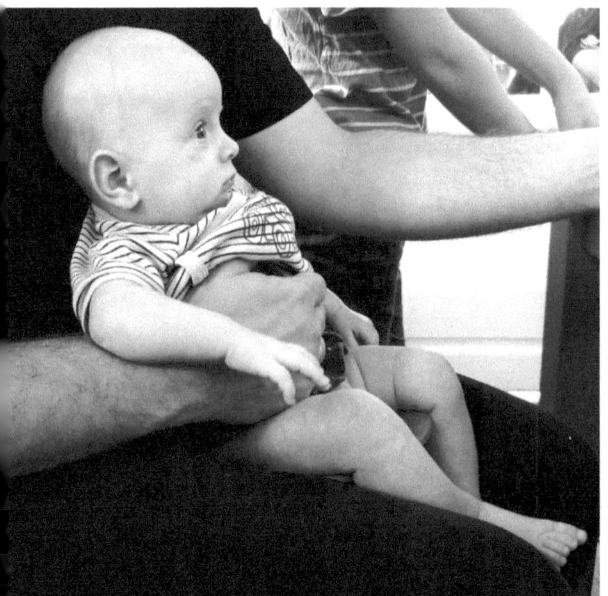

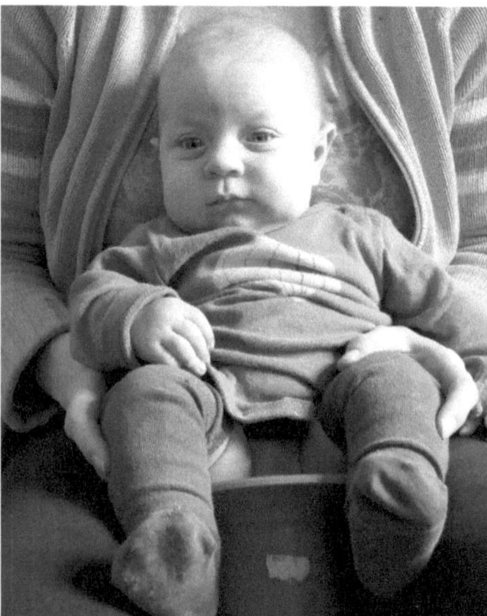

Tag 10

Mein Tagebuch

Die ersten zehn Tage sind geschafft

Dein Baby wird heute zehn Tage alt. Jetzt sieht es schon nicht mehr ganz wie neugeboren aus und du kannst erste **Veränderungen** an ihm sehen. Welche Veränderungen fallen dir auf?

Mit dem zehnten Tag nach der Geburt gilt das Frühwochenbett als beendet. Jetzt hat die Gebärmutter so ziemlich ihre Ausgangsgröße und -position wiedergefunden und ist hinter dem Schambein verschwunden. Der Wochenfluss ist jetzt nur noch gering, kann aber trotzdem auch episodenweise stärker sein. Das ist kein Grund zur Sorge, höchstens ein Grund, doch wieder etwas kürzer zu treten und sich daran zu erinnern, dass die Wochenbettzeit noch lange nicht zu Ende ist.

Deine Hormone und damit deine **Stimmung** haben sich inzwischen wahrscheinlich ein ganzes Stück weit stabilisiert. Trotzdem sind die zerrissenen Nächte nicht ohne und es ist gut, weiter auf sich zu achten und sich Unterstützung zu holen, wo man sie braucht. Hält eine depressive Stimmung über Wochen an oder geht es dir emotional sehr schlecht, egal aus welchem Grund, dann sprich mit jemandem, der dich ernst nimmt und dir zuhört. Du kannst dich damit auch an deine Hebamme wenden, wenn du eine Nachsorgehebamme hast, oder an Therapeuten mit einer Ausbildung in Emotioneller Erster Hilfe unter **www.emotionelle-erste-Hilfe.org**.

War deine Geburt nicht, wie du sie dir gewünscht hast, hast du irgendwann sicherlich das Bedürfnis, darüber zu sprechen und das Erlebte aufzuarbeiten. Vielleicht nicht jetzt. Du bist wahrscheinlich viel zu sehr damit beschäftigt, dich in der Rolle als Mutter zurechtzufinden. Aber wahrscheinlich irgendwann später.

In dem Zusammenhang gut zu wissen: Du hast ein Recht darauf, deine **Geburtsakten** einzusehen und Kopien davon zu bekommen (gegen Kopiergebühr). Zum Geburtsbericht gehören für gewöhnlich der Geburtsverlaufsbogen (Partogramm), CTG-Aufzeichnungen, Krankenblätter und Befunde, Arztberichte, Aufzeichnungen über die Verordnung von Medikamenten und ggf. Laborergebnisse und Ultraschallaufnahmen. Mithilfe einer Hebamme oder einer anderen Person, die sich mit den Begrifflichkeiten – und dem Entziffern der oft ziemlich schwer leserlichen Schriften

– auskennt, kannst du diese Aufzeichnungen auswerten und dein Geburtserlebnis besser verarbeiten.

Inzwischen habt ihr euch schon ein bisschen kennengelernt – du und dein Baby. Ist es eher ein ruhiges, ausgeglichenes Baby? Oder ein unruhiger Dauertragling? Gibt es Zeiten, wo es besonders anstrengend ist oder zuverlässig **schläft**?

Manche Mütter beobachten, dass ihre Babys oft um ihren Geburtszeitpunkt sehr wache und auch unruhige Stunden haben. Generell sind viele Babys bevorzugt abends wach – ähnlich, wie es auch im Bauch schon war. Sie wollen dann viel an die Brust und sind nicht so leicht zufriedenzustellen. Aber irgendwann zur Nacht hin kehrt wieder Ruhe ein und du bekommst hoffentlich wenigstens zwei bis drei Stunden Schlaf am Stück – bis zur nächsten Stillunterbrechung.

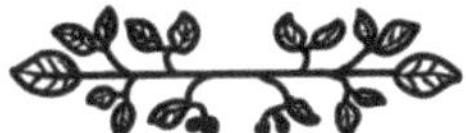

Vertiefung: *Mama muss an die frische Luft! (S. 126)*

Praxistipp: *Unsere Geburt – Ein Bericht von Papa, Doula und anderen Begleitern (S. 161)*

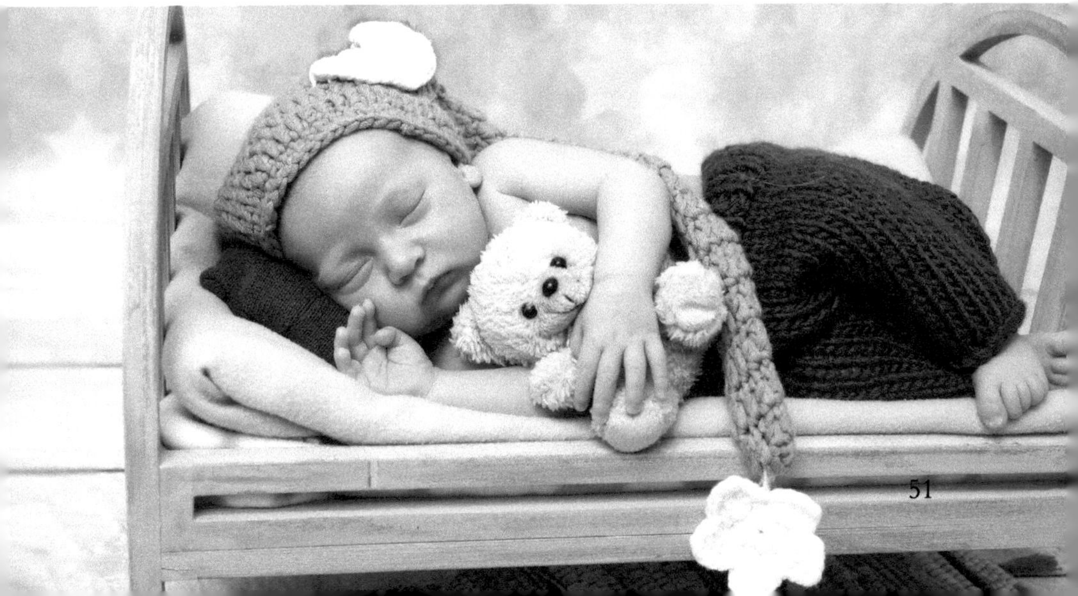

Tag 11

Mein Tagebuch

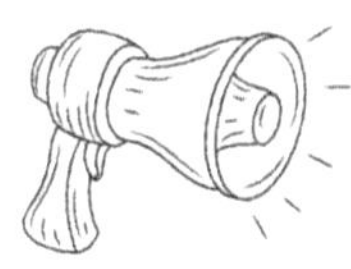

Warum schreit das Baby bloß?

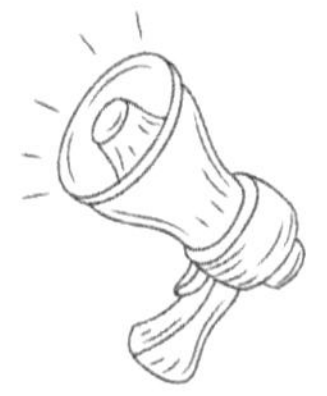

Neugeborene können sich noch nicht verbal ausdrücken. Wenn sie etwas sagen wollen, dann schreien sie. Es ist sozusagen die erste, universale Babysprache. Erst später kommen verschiedene Laute dazu, mit denen sie sich ebenfalls ausdrücken.

Schreien kann also zum Beispiel Folgendes bedeuten:

„Ich hab Hunger!“ – Die Lösung für dieses Problem ist in der Regel einfach herbeizuführen, denn das Baby möchte gestillt beziehungsweise gefüttert werden.

„Mir ist zu warm / zu kalt!“ – Etwas anziehen oder ausziehen, auch kein Problem. Ob das Baby richtig temperiert ist, kann man in seinem Nacken fühlen. Hier sollte Körpertemperatur herrschen. Hände und Gesicht dürfen kühler sein.

„Ich bin müde!“ – Manchmal fällt es einem Baby schwer, in den Schlaf zu finden, obwohl es unglaublich müde ist. Möglicherweise war der vergangene Tag voller neuer Eindrücke oder du hast dich über etwas geärgert oder aufgeregt und jetzt ist auch dein Kind noch aufgekratzt. Helfen kann: in den Schlaf stillen, in den Schlaf tragen (auf dem Arm oder im Tragetuch), das Baby fest in eine Decke einwickeln (pucken) und dann stillen oder liegend (mit „schschschsch“-Lauten oder einem Einschlafliedchen) hin und her wiegen.

„Ich mache gerade einen Entwicklungssprung!“ – In dem Fall ist das Baby generell quengelig und schläft nicht mehr so problemlos ein und durch wie sonst. Neben den bereits erwähnten Maßnahmen hilft oft einfach nur Aushalten und auf bessere Zeiten hoffen. Sie kommen gewiss.

„Ich hab Blähungen!“ – Babys haben in den ersten Lebenswochen abends meist Phasen, wo sie unruhig sind und schreien. Damit einher gehen manchmal Blähungen, aber nicht immer. Hier helfen oben genannte Beruhigungsmethoden und evtl. folgende Hausmittelchen: ein warmes Kirschkernkissen auf den Bauch, den Bauch sanft im Uhrzeigersinn massieren, Kümmelzäpfen (gibt es extra für diesen Zweck), ein warmes Bad (sorgt für Entspannung) oder mit dem kleinen Finger den After massieren, so dass die Winde leichter abgehen können.

„Ich muss mal Pipi / Kacka machen!" Auch sehr kleine Babys spüren schon, wenn sie mal müssen, und signalisieren das oft. Nur wir Erwachsenen haben gelernt, dass Babys ihr kleines oder auch großes Geschäftchen einfach laufen lassen. Also tragen wir einen unruhigen Säugling nachts eher durch die Gegend, als auf das Naheliegende zu kommen: nämlich dass er mal muss. Manche Mütter halten einen kleinen Topf parat, den sie beim Stillen unter den Babypo halten. Dabei findet Zufuhr und Ausfuhr in einem Abwasch statt (man kann das Baby dabei leicht am Bauch kitzeln und ihm einen Schlüssellaut wie zum Beispiel „wisiwisiwisi" geben) und die Nacht kann friedlich weitergehen. Die Methode ist natürlich auch für den Tag geeignet, um Windeln zu sparen und dem Baby zu helfen, sich seiner Ausscheidungsfunktionen bewusst zu bleiben.

Und dann gibt es noch die sogenannten **Schreibabys**, die mehr schreien als die meisten anderen Babys. Mit eine Rolle scheint hier eine nicht optimale Darmflora zu spielen, die dazu führt, dass die Muttermilch nicht gut verdaut wird. Das passiert eher mal, wenn Antibiotika in der Schwangerschaft oder während der Geburt im Spiel waren oder die Darmflora der Mutter von vornherein beeinträchtigt war. Denn die Bakterienflora der Mutter bildet die Grundlage für die Bakterienbesiedlung des Babys. Helfen können hier auf Säuglinge abgestimmte probiotische Tropfen, die gute Darmbakterien enthalten.

Auch eine Blockade der Halswirbelsäule kann bei Schreibabys eine Rolle spielen. (sog. KISS)

Tag 12

Mein Tagebuch

Wochenbettwehwehchen-Bingo

Wie viele Punkte erreichst du im Wochenbettwehwehchen-Bingo?

Im Wochenbett können einen verschiedene häufige oder seltenere **Wehwehchen** plagen. Die meisten sind hormonell oder durch die Geburt bedingt und verschwinden von allein. Manche brauchen eventuell etwas Training (Beckenbodenbeschwerden, Rektusdiastase). Andere verschwinden nicht so einfach, weil gesundheitliche Probleme zugrunde liegen, die durch die besonderen Umstände verstärkt werden. Sie werden aber oft mit der Zeit besser. Manche brauchen auch ärztliche Begleitung und/oder Behandlung (insbesondere Probleme mit der Schilddrüse).

Hinweis: Das Bingo verzeichnet häufige Ursachen. Im Zweifelsfall ist es ratsam, ärztlichen Rat einzuholen.

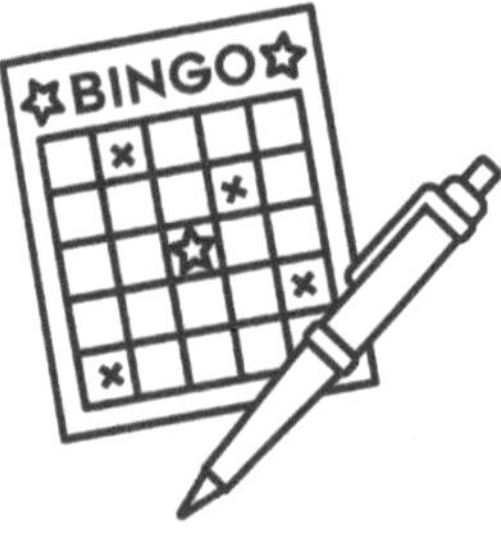

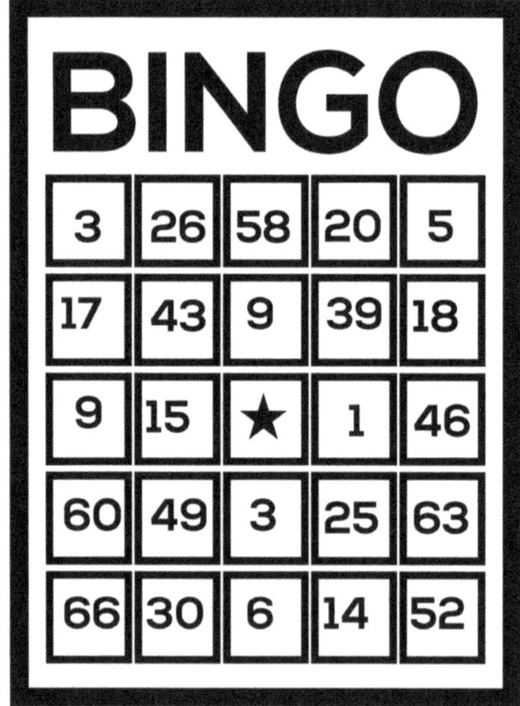

Hitzewallungen → hormonell bedingt	**dicke Hände und Füße** → hormonell bedingt	**Niedergeschlagenheit** → hormonell bedingt → Geburtstrauma → sonstige belastende Umstände	**Schmerzhafte Nachwehen** → geburtsbedingt	**Wunde Brustwarzen** → ganz normal zum Stillstart, auf die richtige Anlegetechnik achten → wenn es anhält, könnte ein kurzes Zungenbändchen beim Baby dahinterstecken
Auseinanderweichen der geraden Bauchmuskeln (Rektusdiastase) → schwangerschaftsbedingt	**entzündetes Zahnfleisch im ganzen Mund** → Nährstoffmangel → Einfluss der Hormone	**Urininkontinenz** → schwangerschafts-/geburtsbedingte Beckenbodenschwäche → schwache Bauchmuskulatur / schlechte Körperhaltung	**Verstopfung** → geburtsbedingt → Stress	**Verspannungen am ganzen Körper** → ungewohnte Stillhaltung → veränderte Körperstatik nach der Geburt → Stress
Vergesslichkeit (Stilldemenz) → Nährstoffmangel → Schlafmangel	**Gelenkschmerzen bes. in Händen und Füßen** → Autoimmunreaktion → Nährstoffmangel (insbesondere Vitamin D)	**Mein ganz eigenes Spezialwehwehchen:**	**Schmerzen beim Toilettengang** → geburtsbedingt	**Milchstau** → Stress → flache Brustwarzen
einseitige Gelenkschmerzen (bes. Hüfte, Becken) → Körperschiefstand, verstärkt durch Hormone und körperliche Belastung	**Juckreiz im Intimbereich** → Reizung durch Binden → Pilzinfektion (oft nach Antibiotikabehandlung)	**Weißwerden der Brustwarzen + Schmerzen beim Stillen (Vasospasmus)** → Überempfindlichkeit der kleinen Gefäße (autoimmune Ursachen)	**entzündetes Zahnfleisch an einzelnen Zähnen** → Überbelastung einzelner Zähne durch Fehlbiss / CMD, verstärkt durch Stress	**Hämorrhoiden** → schwangerschaftsbedingt
Senkung der inneren Organe → geburtsbedingte Beckenbodenschwäche	**ständige Müdigkeit** → Schilddrüse → Schlafmangel → Nährstoffmangel (Eisen)	**Unreine Haut, Pickel** → hormonell → Nährstoffmangel → Stress	**Juckreiz am ganzen Körper** → Nährstoffmangel (Magnesium)	**Nah am Wasser gebaut / emotional instabil** → hormonell bedingt

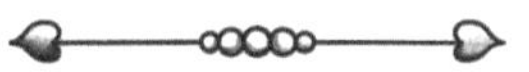

Tag 13

Mein Tagebuch

Die Paarbeziehung

Die Geburt eines Babys bedeutet Stress und – so schön wie alles ist – fordert die Paarbeziehung meist in besonderem Maße heraus.

Die frischgebackene Mama ist empfindlich, nah am Wasser gebaut und man kann ihr sowieso nichts recht machen. Das neue Familienmitglied fordert lautstark seine Aufmerksamkeit. Gleichzeitig sind da der Haushalt und vielleicht ein oder mehrere größere Geschwisterkinder, die ebenfalls Aufmerksamkeit brauchen. Oft ist der Mann in die häuslichen Routinen nicht so eingearbeitet wie die Mutter und so macht sich an allen Enden schnell Überforderung und Frust breit.

Das Wichtigste zu wissen ist wohl: Es ist nur eine **Phase**. Auch wenn jetzt die Fetzen fliegen, Tränen laufen und wechselseitiges Unverständnis herrscht ... Es lohnt sich durchzuhalten, nachsichtig zu sein, Ich-Botschaften statt Vorwürfe zu verteilen und seine eigenen Bedürfnisse nicht bis zur Explosion zu ignorieren. Das stärkt auf lange Sicht die Beziehung und sowieso geht diese Phase vorüber.

Das Leben wird nach den ersten Wochen und Monaten wieder in ruhigere Gewässer kommen.

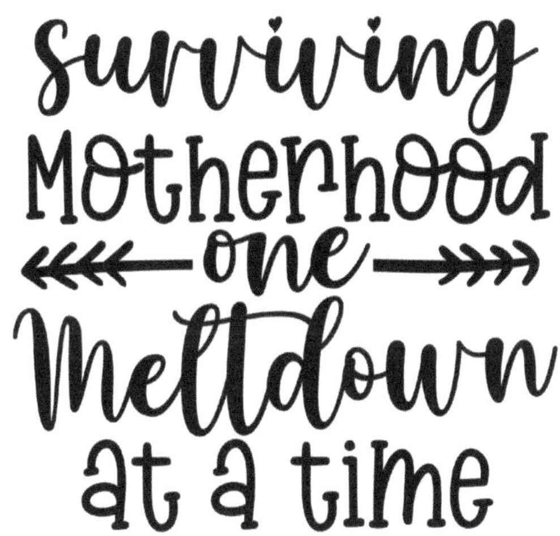

Mutterschaft überleben -
ein Nervenzusammenbruch nach dem anderen

Das größere Geschwisterkind

Ein Baby verändert viel im Leben, nicht nur für die Eltern, sondern auch für bereits vorhandene Geschwisterkinder. Es ist daher recht normal, dass größere Kinder nach der Geburt erst einmal ein bisschen unrund laufen. Gerade das nächstältere Geschwisterkind ist anfangs oft skeptisch bis unzufrieden mit der neuen Situation.

Es kommt häufiger vor, dass das neue Baby ganz unkompliziert ist und weniger Zeit in Anspruch nimmt als das ältere Geschwisterchen. Meist sind das aber nicht die oft anekdotisch erzählten Eifersuchtsepisoden, obwohl auch die vorkommen. Häufiger scheint das größere Kind einfach anhänglich und weinerlich zu sein und Mamas und Papas **Aufmerksamkeit** stärker zu brauchen als sonst. Bereits erlernte Fähigkeiten wie das Klogehen werden dann vorübergehend auch mal wieder vergessen.

Nachwuchs zu bekommen ist für die Familie aus vielen Gründen anstrengend. Um dem älteren Kind den Übergang zu erleichtern, ist es gut, andere größere Veränderungen in seinem Leben – Abstillen, Auszug aus dem Familienbett, Kindergartenstart usw. – entweder ein paar Monate vor die Geburt oder auf einige Zeit nach der Geburt zu legen.

Das größere Kind passt sich schneller an die neue Situation an, wenn es das Gefühl hat, in seiner neuen Rolle gesehen und anerkannt zu sein. Man könnte ein besonderes **Ritual** mit Mama oder bestimmte Unternehmungen mit Papa einführen. Auf jeden Fall gelingt die Umstellung besser, wenn es sich mit kleinen Exklusivmomenten wichtig fühlen darf.

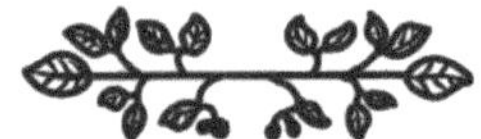

Vertiefungen: *Aus der Partnerschaft in die Partnerschaft: Hintergründe und Möglichkeiten (S. 121), Kinder wachsen miteinander – Geschwister (S. 124)*

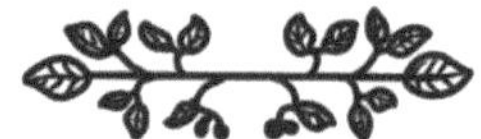

Tag 14

Mein Tagebuch

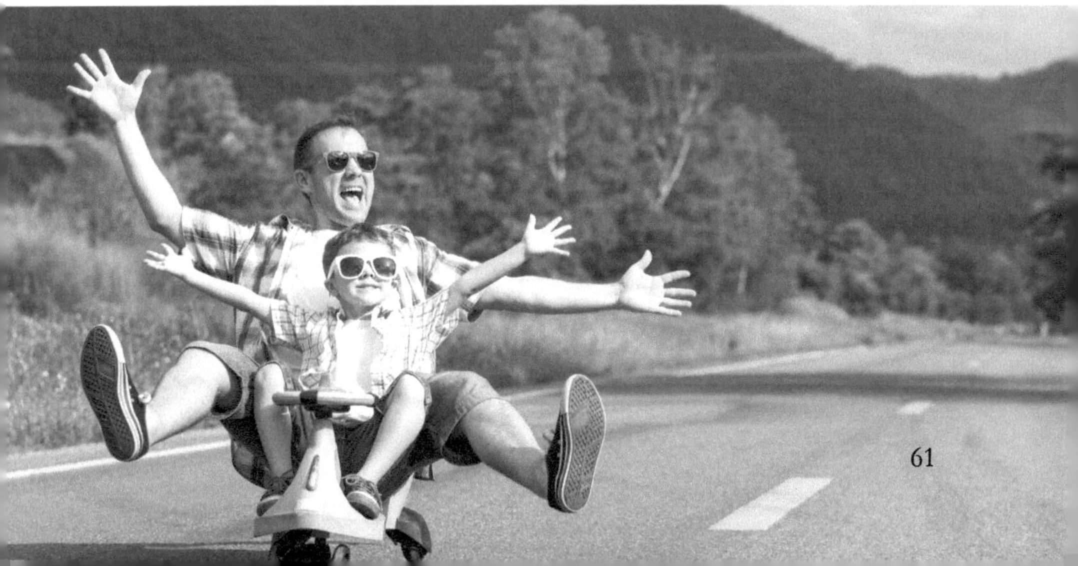

(K)ein Baby aus dem Bilderbuch?

Vielleicht ist dir schon aufgefallen, dass dein Baby selten ganz dem Idealbild entspricht, das die Werbung gern vermittelt. Neben samtig weicher Babyhaut gibt es da vermutlich auch diverse Pickel, trockene Schuppen, Flecken und vielleicht weitere Besonderheiten.

Die gute Nachricht ist: Das allermeiste verschwindet. Neugeborenenakne und die Schuppen, wenn sich das Baby das erste Mal nach der Geburt häutet, verschwinden sicherlich schneller als Storchenbisse, Blutschwämmchen oder der so genannte Mongolenfleck, aber du kannst ziemlich sicher sein, dass dein Baby – wenn es mal erwachsen ist – nicht mehr mit diversen Flecken im Gesicht und am Körper herumlaufen wird. Mit Ausnahme von Muttermalen bildet sich alles sehr wahrscheinlich in den ersten ein bis zwei Lebensjahren zurück. Im Zweifelfall weiß der Kinderarzt Rat, ob in Einzelfällen eine Behandlung aus ästhetischen Gründen sinnvoll sein könnte.

Andere unschöne Flecken entstehen möglicherweise gerade auf deiner Kleidung und diversen Möbeln, nämlich wenn dein Baby ein sogenanntes **Speikind** ist. Das ist zwar nervig, aber der alte Spruch „Speikinder – Gedeihkinder“ trifft in der Regel doch zu. Außer dass es lästig ist, Babykotze überall wegzuputzen und rauszuwaschen, muss man sich keine Sorgen machen, solange das Baby gut zunimmt und sonst gesund wirkt. Hilfreich kann es in der Situation sein, das Kind beim Schlafen mit dem Oberkörper etwas höher zu lagern.

Das **Auge** ist verklebt und nässt? Meist handelt es sich nicht gleich um eine Bindehautentzündung, die man mit Antibiotika beschießen muss, sondern um eine simple Tränengangsstenose. Das heißt, die Tränenwege sind noch so klein und eng, dass die Tränenflüssigkeit nicht optimal abfließt und sich im Auge staut. Das kann man sanft reinigen und beobachten. Es verwächst sich über die nächsten Wochen und Monate. Eher selten siedeln sich Bakterien in dem Maße an, dass eine behandlungsbedürftige Infektion entsteht.

Beunruhigender ist da, wenn das Baby zu atmen „vergisst“. Sogenannte **Atemaussetzer** sind gerade bei Frühgeborenen häufig, weil ihr Atemzentrum noch nicht ausgereift ist. Aber auch Babys, die am Termin geboren sind, zeigen manchmal diese Auffälligkeit. Am besten hat man das Baby auch beim Schlafen bei sich, denn das Atmen der Mutter stimuliert auch das Atmen des Babys. Und als Mutter hat man feine Antennen, wenn mit dem Baby neben einem etwas nicht stimmt. Schläft es dagegen weiter weg in einem anderen Raum, bekommt man Atemaussetzer vielleicht nicht rechtzeitig mit.

Schlafen im Familienbett?

... wird in traditionellen Kulturen überall auf der Welt praktiziert. Aus irgendeinem Grund ist unsere moderne Kultur so erpicht drauf, Eltern und Kinder früh zu trennen, dass man auch nicht Halt davor macht, den Familien das gemeinsame Schlafen zu verleiden. Dabei ist es so viel praktischer, wenn Mama nachts nicht aufstehen muss, um zu stillen. Wenn sie sich nur herumdrehen und das Baby anzudocken braucht.

Wichtig ist, dass alle genug Platz haben. Mit ein paar Lattenrosten am Boden und Matratzen drauf lässt sich zum Beispiel ganz einfach eine sichere Liegelandschaft schaffen. Auch ein Anstellbettchen bewährt sich über längere Zeit. Das Wichtigste ist, dass alle so viel Schlaf wie möglich bekommen. Dogmen darf man da ruhig fallen lassen.

Vertiefungen: *Kinder wachsen miteinander – Geschwister (S. 124)*

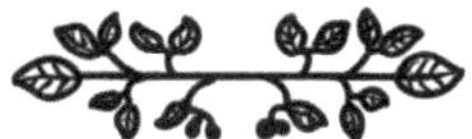

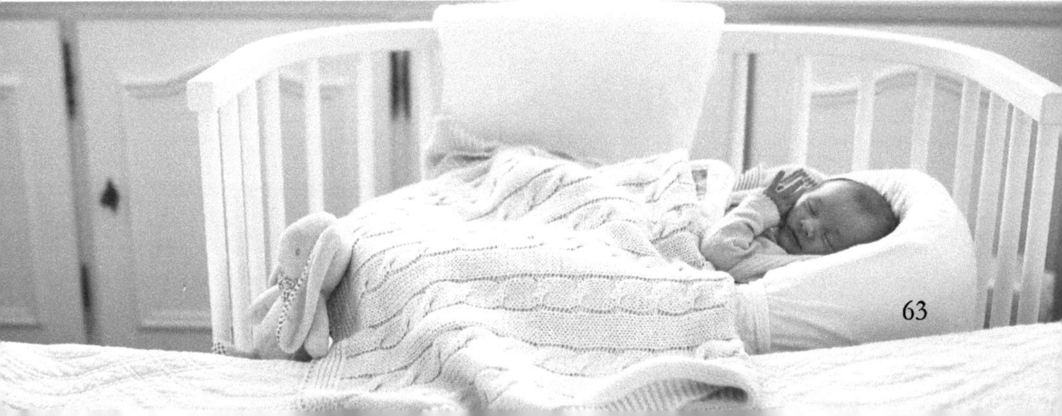

Mein Tagebuch

Wie sauber muss das Baby sein?

Ein Bad nach der Geburt ist nicht wirklich nötig, denn im Bauch konnte das Baby nicht dreckig werden. Eher sollte man ihm die schützende **Käseschmiere** noch gönnen und die ersten Tage nur vorsichtig mit Wasser oder Öl reinigen, was mit Mekonium (dem schwarzen ersten Babykacka) verschmiert ist.

Später dann ist der Reinigungsbedarf von Kind zu Kind verschieden. Manche Babys entwickeln schnell gereizte Haut in den Achsel-, Hals- und Beinfalten, wenn sich dort abgestorbene Haut ansammelt. Andere Babys sehen auch ohne jegliche Reinigung über die ersten Wochen glänzend aus. Auf jeden Fall sollte man die empfindliche Babyhaut möglichst nur mit **Wasser** reinigen und Seife stehen lassen.

Dabei ist es nicht nötig, bei einem Mädchen in der Scheide zu waschen, außer es hat sich Kacka dorthin verirrt. Bei einem Jungen sollte man tunlichst die Finger von der Vorhaut lassen. Die ist bei kleinen Jungs verengt und es ist ganz normal, dass man sie noch nicht zurückziehen kann. Es zu versuchen, kann unnötige Probleme mit sich bringen.

Es ist auch eher riskant, die Ohren im Inneren mit Wattestäbchen zu reinigen. Fingernägel am besten in den ersten Wochen nicht schneiden, sondern abziehen. Sonst entstehen schnell scharfe Kanten, weil die Nägel noch so dünn sind.

Nach einem Bad nicht vergessen, gut in allen Falten abzutrocknen. Und wahrscheinlich wird sich dein Baby freuen, wenn du es immer mal einölst und dabei sanft massierst. Dafür gibt es auch spezielle Anleitungen zur sogenannten Babymassage.

Übrigens hat **Neugeborenenakne** nichts mit fehlender Reinlichkeit zu tun, sondern ist hormonell bedingt. Es kann sogar das Problem noch verstärken, wenn man versucht, den Pickeln mit Seife und gründlichen Reinigungsmaßnahmen an den Kragen zu gehen. Besser weiter mit Wasser reinigen und abwarten. Die hormonelle Situation reguliert sich von alleine.

Und wann habt ihr wieder Sex?

Wann eine Frau nach der Geburt wieder **Lust** und Nerven für Sex hat, ist ziemlich verschieden. Es gibt zwar diverse Daumenregeln, ab wann man wieder wie Sex haben „darf", aber letztendlich muss jedes Paar seinen eigenen Weg finden.

War die Geburt verletzungsarm, ist die Lust vielleicht bald wieder da. Ist der Wochenbettstress groß oder die Geburt in traumatischer Erinnerung, können Wochen und Monate vergehen, bis ein Paar wieder zusammenfindet.

In der Stillzeit ist es aus hormonellen Gründen auch normal, dass die Frau wenig Lust hat und sich trocken fühlt, was beim Sex schmerzhaft sein kann. Trotzdem ist das erste Mal nach der Geburt auch aufregend und kann mit genug **Gleitmittel** ein schönes gemeinsames Erlebnis als Paar sein.

Vertiefung: *Männergedanken – Wenn das Geburtserlebnis die Lust auf Sex beeinflusst (S. 127)*

Praxistipp: *Wertschätzende Gedanken für Eltern (S. 142)*

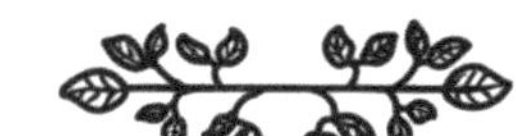

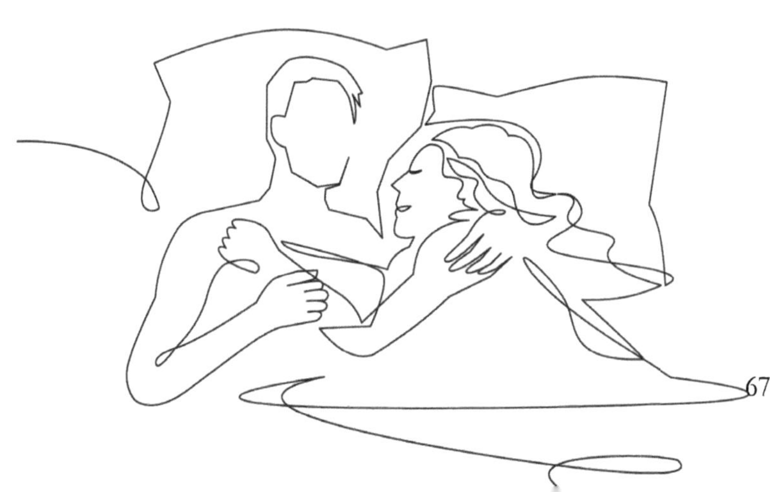

4. Lebenswoche

Mein Tagebuch

Eure Stillbeziehung

Wie ist eure Stillbeziehung angelaufen? Funktioniert inzwischen alles reibungslos? Gibt es Schwierigkeiten? Oder hast du vielleicht schon aufgegeben oder liebäugelst mit dem Gedanken abzustillen?

Nicht für alle geht es leicht und wenn das Umfeld dann wenig unterstützend ist, Kinderarzt oder anderes medizinisches Personal Druck macht und die Oma ganz scharf drauf, auch mal „Flasche zu geben", ist die Versuchung womöglich groß, das Handtuch zu werfen. Dabei ist **Durchhalten** beim Stillen das entscheidende Mittel zum Erfolg. Hat man einmal mit der Flasche angefangen, wird der Brust sinkender Bedarf signalisiert, weil das Baby weniger saugt, und schon wird die Milch tatsächlich weniger.

Wenn die Brüste nach dem ersten Milcheinschuss jetzt weniger prall aussehen, heißt das aber nicht, dass weniger Milch da ist. Es deutet eher darauf hin, dass sich Angebot und Nachfrage aufeinander abgestimmt haben. Solange das Baby gut wächst und zunimmt, besteht kein Grund zur Sorge.

Tandemstillen

Bei Zwillingen oder auch, wenn das nächstgrößere Kind noch nicht ganz so groß ist und man es weiterstillen möchte, ist es auch möglich, zwei Kinder zu stillen. Gibt es ein größeres Geschwisterkind, sollte das Baby natürlich vorgehen. Ein größeres Kind kann schon warten und wird lernen, dass sein Geschwisterchen die Milch dringender braucht, weil es noch keine Zähne hat, um etwas anderes zu essen.

Für Zwillinge gibt es spezielle Stillkissen, auf denen man beide bequem **gleichzeitig** stillen kann. Schafft man das, bekommt man so vielleicht etwas mehr Schlaf und weniger Geschrei. Auch im Liegen zwei Babys gleichzeitig zu stillen ist möglich. Dafür kann man sich rechts und links die Arme mit Kissen abstützen oder in Seitenlage beide Babys übereinanderstapeln. Der Fantasie sind da keine Grenzen gesetzt. Manche Mamas finden wiederum, dass zwei Babys an der Brust zu viel auf einmal ist, und stillen lieber **nacheinander**.

Stillen unter besonderen Umständen

Besondere Umstände bringen besondere Herausforderungen mit sich. Wenn ein Baby zu früh geboren wurde oder aus anderen Gründen zu schwach ist zum Trinken, braucht es oft ein paar mehr Kniffe und größeren Durchhaltewillen, um das mit dem Stillen hinzubekommen.

Aber auch hier gibt es Hilfsmittel und Lösungen. Um eine Saugverwirrung zu vermeiden, lohnt es sich, gerade anfangs auf die Flasche zu verzichten. Alternativ kann man das Baby aus einem Becher oder Schnapsglas füttern (nur nicht mit Schnaps, versteht sich) oder mit einem sogenannten **Fingerfeeder**. Ein Fingerfeeder ist ein Aufsatz, den man auf eine Spritze steckt und über den man das Baby füttert.

Eine weitere Möglichkeit ist das Brusternährungsset. Besonders wenn das Stillen an der Brust für längere Zeit nicht ausreicht, kann man so trotzdem stillen. Dabei führt ein kleiner Schlauch bis zur Brustwarze. Das Baby saugt an der Brust, bekommt dabei aber zusätzlich noch abgepumpte Muttermilch oder Flaschennahrung über das Schläuchlein.

Vertiefungen: Schnuller oder nicht? Die Angst vor dem Daumenlutschen (S. 113), Rechts ist nicht gleich links und andere Stillkuriositäten (S. 115)

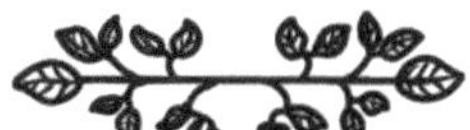

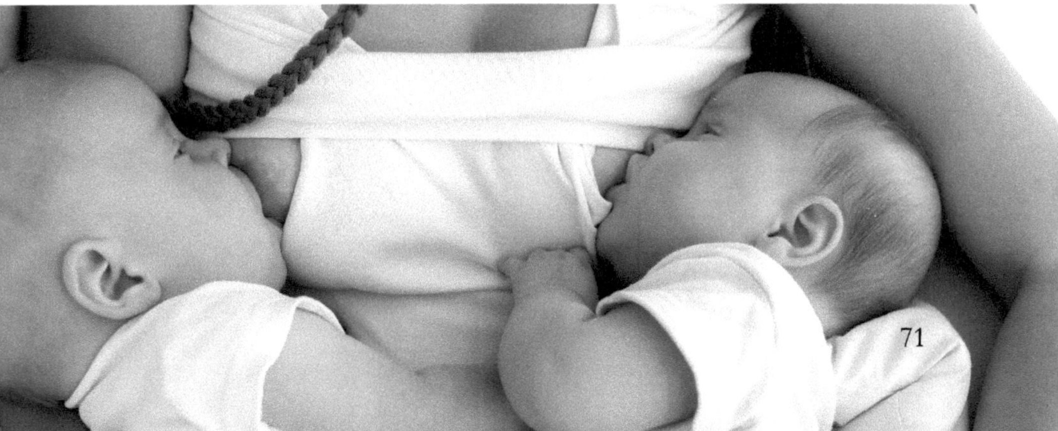

Mein Tagebuch

Besondere Herausforderungen meistern

Nicht immer liefert das Leben kleine Babys nach Wunsch. Manchmal kommen sie zu früh, manchmal sind sie nicht ganz gesund oder es sind mehr, als man gedacht hat. In jedem Fall kann so ein Ereignis das Leben ziemlich durcheinanderwerfen und einen körperlich und emotional an die Grenzen bringen.

Ist dein Baby **zu früh geboren**, bedeutet das wahrscheinlich, dass es einige Zeit in der Klinik verbringen muss. Der Traum vom ungestörten Bonding und romantischen Wochenbett ist dahin und statt Stillen ist vielleicht Pumpen angesagt. Du stehst mit noch nicht verheilten Geburtsverletzungen in einer fremden Welt, der Neugeborenen-Intensivstation, und bist schon froh, wenn du dein Baby mal auf dem Arm halten kannst.

Ähnlich kann es dir ergehen, wenn dein Baby **eine ernste Fehlbildung oder Erkrankung** hat und sofort behandelt werden muss. Die Krankenhausroutinen stehen schnell über allem und es kann passieren, dass man vom Personal als lästig empfunden wird, sobald man eigene Wünsche anmeldet.

Das Wichtigste für die erste Zeit ist, dass du und dein Baby eine Verbindung miteinander aufbaut – durch viel Hautkontakt, Stillen wenn möglich und darüber, dass es deine Stimme hört. Diese erste Zeit kommt nie wieder. Auch wenn dein Kind nicht so ist, wie du es dir gewünscht hast, lebenslange Beeinträchtigungen und gesundheitliche Probleme im Raum stehen: **Jetzt ist jetzt**. Du weißt nicht, was die Zukunft bringt. Nicht mal die besten Ärzte können es dir prophezeien. Es ist trotzdem dein Kind und du kannst dich entscheiden, es mit allen Fragezeichen für seine Zukunft anzunehmen und zu lieben.

Jetzt und heute. Es reicht, wenn du einen Tag nach dem anderen bewältigst. Mehr brauchst du erst einmal nicht zu tun. Wenn es sein muss, kämpfe dafür, dass ihr zusammen sein könnt, dass dein Baby deine Milch erhält und nicht zur Flasche gedrängt wird. Informiere dich, wenn du das Gefühl hast, dass Maßnahmen, die durchgeführt werden sollen, nicht unbedingt nötig sind.

Auch wenn es sich oft anders anfühlen mag: Es ist immer noch dein Kind und du hast das letzte Wort darüber, was gemacht werden darf und was nicht.

Ähnlich überwältigend kann es sein, wenn man **Zwillinge** oder gar **Drillinge** bekommt. Dank Ultraschalldiagnostik weiß man heutzutage meist schon recht früh, wenn nicht nur eins unterwegs ist. Aber wie letztendlich alles kommt, ist trotzdem ungewiss.

Oft halten Geburtshelfer den Kaiserschnitt für die sicherste Geburtsmethode, der aber seine eigenen Beschwerden mit sich bringt. Einige Mehrlinge werden zu früh geboren und verbringen Wochen in der Klinik. Und dann hat man gleich zwei oder mehr Babys, die man rund um die Uhr versorgen muss. In jedem Fall kann man sich nur so gut wie möglich vorbereiten und so viel Hilfe im Vorfeld organisieren wie möglich. Und sich für die nächsten Wochen darauf einstellen, dass man erstmal nicht viel anderes tun wird als Stillen/Füttern, Windeln wechseln und in den Schlaf begleiten.

Selber schlafen? Vielleicht. Soll das Vollstillen von mehreren Babys klappen, ist es noch wichtiger, die bestmögliche Ernährung anzustreben. Aber wann ist Zeit für großartige Kochkünste im Wochenbett? Also besser vorkochen oder Oma und Freundin für ein paar Wochen einladen. Und nicht die Nerven verlieren. Es wird besser. Ganz bestimmt.

Übrigens kann man auch Zwillinge tragen – sogar gleichzeitig. Es gibt Bindeweisen und Tragehilfen, mit denen man sich auch zwei Neugeborene zusammen aufladen kann. Das rettet unter Umständen den sonst geschreivollen Abend.

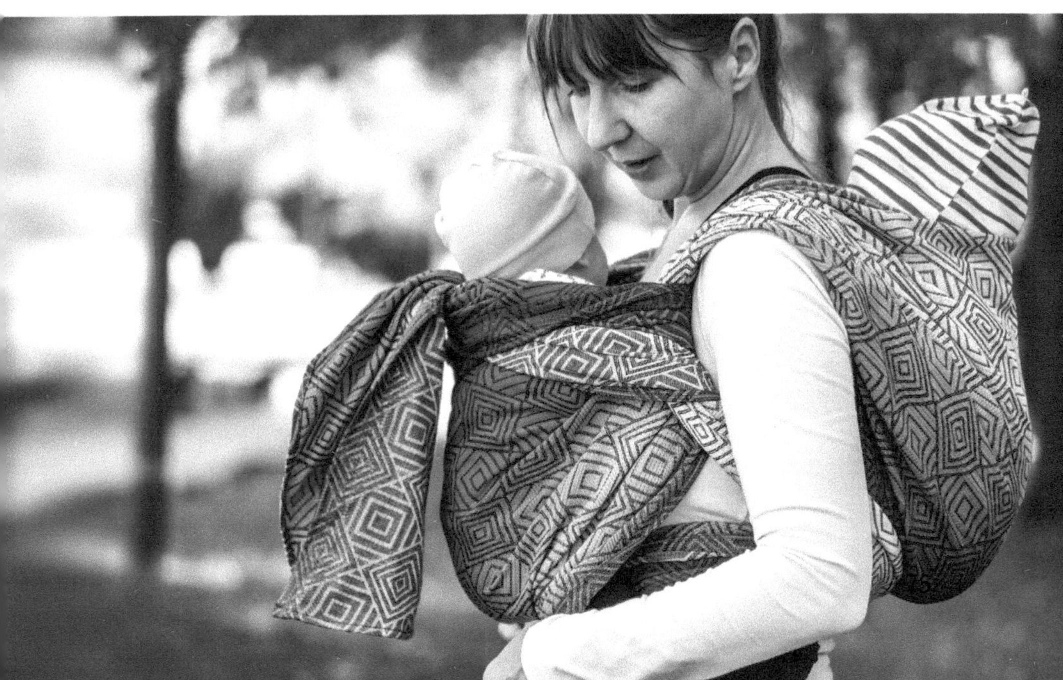

Mein Tagebuch

Und wann kommt das Nächste? – Verhütung

Genießt du dein Baby? Liebäugelst du schon heimlich mit dem nächsten? Oder kannst du dir im Leben nicht vorstellen, so bald das Nächste zu bekommen?

In jedem Fall ist es sinnvoll, sich mit Verhütung zu beschäftigen. Nicht nur, wenn die Familienplanung abgeschlossen ist, sondern auch wenn man eine große Familie möchte. Denn gewisse Abstände zwischen den Geschwistern geben dir Zeit, dich zu erholen, deine Nährstoffvorräte aufzufüllen und eine weitere unkomplizierte Schwangerschaft zu erleben. Und auch das zukünftige Baby profitiert davon, wenn seine Mama ihm wieder ein Optimum an Nährstoffen zur Verfügung stellen kann.

Wenn du nicht stillst, kannst du ziemlich schnell wieder schwanger werden und solltest am besten schon jetzt eine Lösung gefunden haben. Wenn du voll stillst, hast du wahrscheinlich etwas mehr Zeit. Unter bestimmten Voraussetzungen kann das Stillen nämlich als recht sichere Verhütungsmethode verwendet werden. Die sogenannte **Laktationsamenorrhö-Methode** setzt Folgendes voraus:

- *Stillabstände tagsüber nicht über vier Stunden, nachts nicht über sechs Stunden*
- *nicht zufüttern und keinen Schnuller geben*
- *anwendbar bis sechs Monate nach der Geburt, wenn nicht zwischenzeitlich die Mens eingesetzt hat*
- *Brustwarzenstimulation in jeder Form, zum Beispiel auch durch Abpumpen, erhöht die Sicherheit*

Danach, oder bei kürzerer Stilldauer auch schon eher, kannst du dich zwischen verschiedenen **Methoden** entscheiden: Wenn es ohne Hormone oder Operation sein soll, dann lohnt es sich, die symptothermale Methode genauer anzuschauen. Dabei ermittelt man die fruchtbare Zeit anhand der Aufwachtemperatur und anderer Körperzeichen. Richtig angewendet gilt sie als fast so sicher wie die Pille.

Und dann kommt die Mens monatelang oder jahrelang nicht wieder? Auch das kommt vor und ist nicht so selten, solange man stillt. Manche Frauen müssen erst nachts abstillen, wenige sogar komplett, damit es wieder zum Eisprung kommt.

Das kann an den Nerven zehren, wenn bald wieder **Kinderwunsch** besteht. Dabei darf man aber bedenken, dass es sich lohnt, die Geschwisterabstände nicht zu klein zu wählen, und dass man dem Körper ruhig die Zeit geben darf, die er braucht, um für eine neue Schwangerschaft bereit zu sein. Ein Geschwisterabstand von nur ein paar Monaten mehr (zum Beispiel zweieinhalb Jahre statt zwei Jahre) kann einen großen Unterschied ausmachen, weil das größere Kind dann nicht mehr so viele Babybedürfnisse hat und man sich mehr auf das Neugeborene konzentrieren kann.

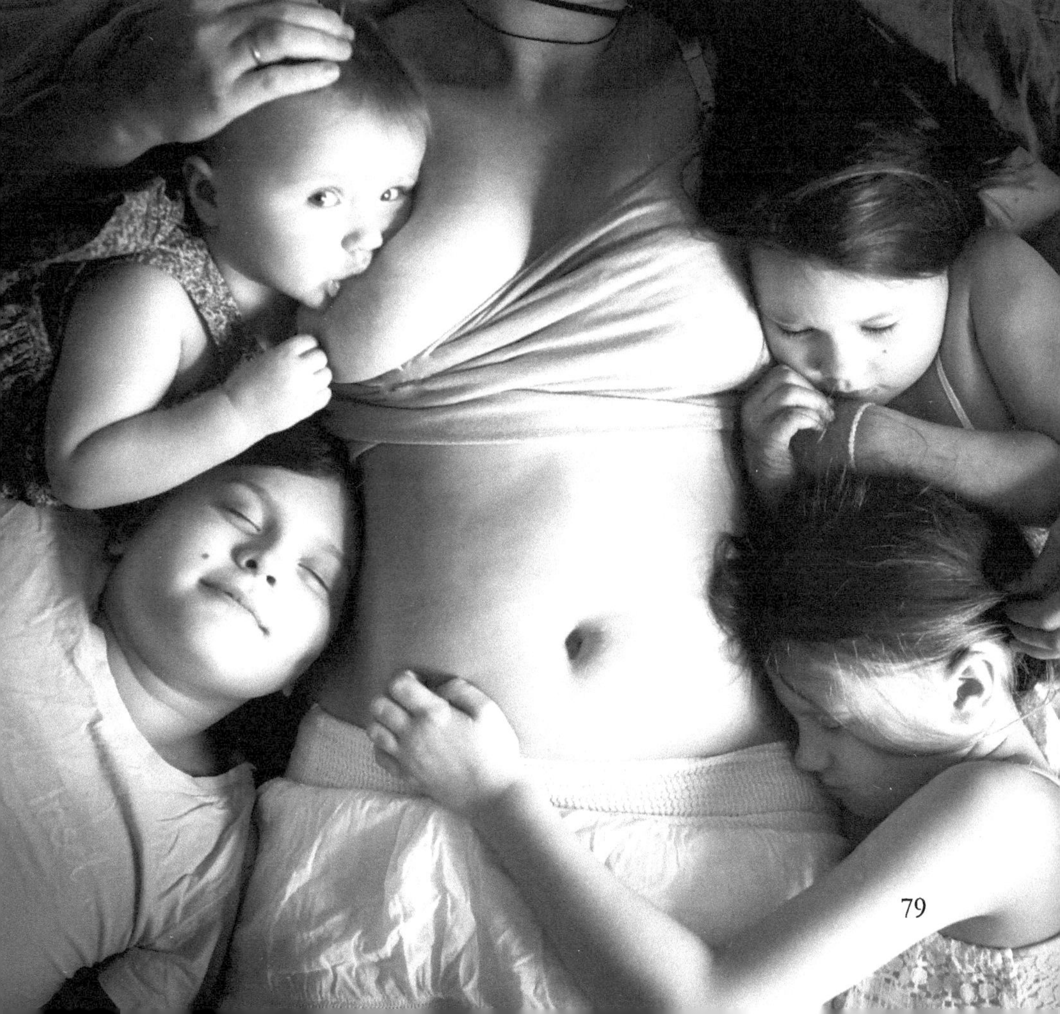

7. Lebenswoche

Mein Tagebuch

Gesund bleiben

Die ersten Wochen gehen so schnell herum und schon ist der nächste Kinderarzttermin an der Reihe. Dabei ist das **Impfen** ein wichtiges Thema. Oft wird das eigene eventuelle Gefühl des Unbehagens von den überzeugten Worten des Arztes weggewischt.

Treten nach einer Impfung Fieber, Unruhe und schrilles Schreien auf, wird der Arzt beruhigend sagen, dass alles normal ist und Fiebersenker empfehlen. Fällt die Reaktion auf die Impfung heftiger aus, kommen vielleicht Zweifel, ob das mit der Impfung tatsächlich eine gute Idee war. Hätte man sich vielleicht vorher mehr belesen sollen?

Die Möglichkeiten, sich zu informieren, sind heute mannigfaltig, aber im Dschungel der widersprüchlichen Informationen durchzusteigen, kann einiges an Arbeit verlangen. Du wirst merken, dass zu diesem Thema die Emotionen in Mütterforen regelmäßig hochkochen. Diese Schlachten sind wenig informativ. Besser man hält sich da raus. Aber es es ist lohnend, sich in Ruhe zu informieren – Argumente der Pro- und der Kontra-Seite miteinander zu vergleichen. Sich zu fragen, wie man mit Krankheit allgemein umgehen will und wie man Gesundheit erhalten will. Sich auch die größeren Zusammenhänge anzuschauen und sich nicht nur in Kleinigkeiten über Bakterienstämme zu verlieren.

Impfen kann man immer, auch wenn es nicht dem offiziell empfohlenen Schema entspricht. Nur rückgängig machen kann man es nicht. Lieber eine späte, aber überzeugte Entscheidung treffen, als halbherzig Ja zu sagen und es hinterher zu bereuen.

Infektionskrankheiten sind bei uns durch verbesserte Lebensbedingungen als Grund für die Kindersterblichkeit stark zurückgegangen, so dass sie keine nennenswerte Bedeutung mehr haben. Stark zugenommen haben dagegen **chronische Erkrankungen**, die sich fast alle als Störungen des Immunsystems erfassen lassen: Asthma, Allergien, Autoimmunerkrankungen, Krebs. Das sind Erkrankungen, die nicht in wenigen Wochen überstanden sind, sondern die in der Schulmedizin meist als unheilbar gelten und oft lebenslange Medikation erfordern.

Sie sind die eigentlichen Gesundheitsprobleme unserer Zeit und tragischerweise steht die Schulmedizin ihnen recht machtlos gegenüber. Mehr als frühzeitige Entdeckung, medikamentöse Symptomunterdrückung und invasive Maßnahmen wie Operationen ist in den meisten Fällen nicht drin.

Was kann man tun? Das derzeitige Wissen darum, wie ein gesundes Immunsystem entsteht und erhalten bleibt, ist sicherlich noch unvollständig. Aber die Erkenntnisse, die es gibt, lassen sich nutzen: A und O ist eine gesunde Darmflora und ein gut mit Nährstoffen versorgter Körper.

Beides entsteht durch eine Lebensweise, wie sie für unsere Urgroßeltern zumeist noch selbstverständlich war: Eine Ernährung im traditionellen Stil ohne industriell verarbeitete Lebensmittel, ohne Belastung durch Pestizide und chemische Zusätze. Ärztliche Begleitung mit mehr Vertrauen in die Selbstheilungskräfte und ohne Übertherapie mit Antibiotika, Fiebersenkern oder anderen Medikamenten. Dazu ein selbstverständlicher Kontakt zu Tieren und der Natur ...

All das scheint dabei zu helfen, dass sich ein starkes Immunsystem entwickelt. Und das hilft nebenbei auch, Infektionskrankheiten gut zu überstehen.

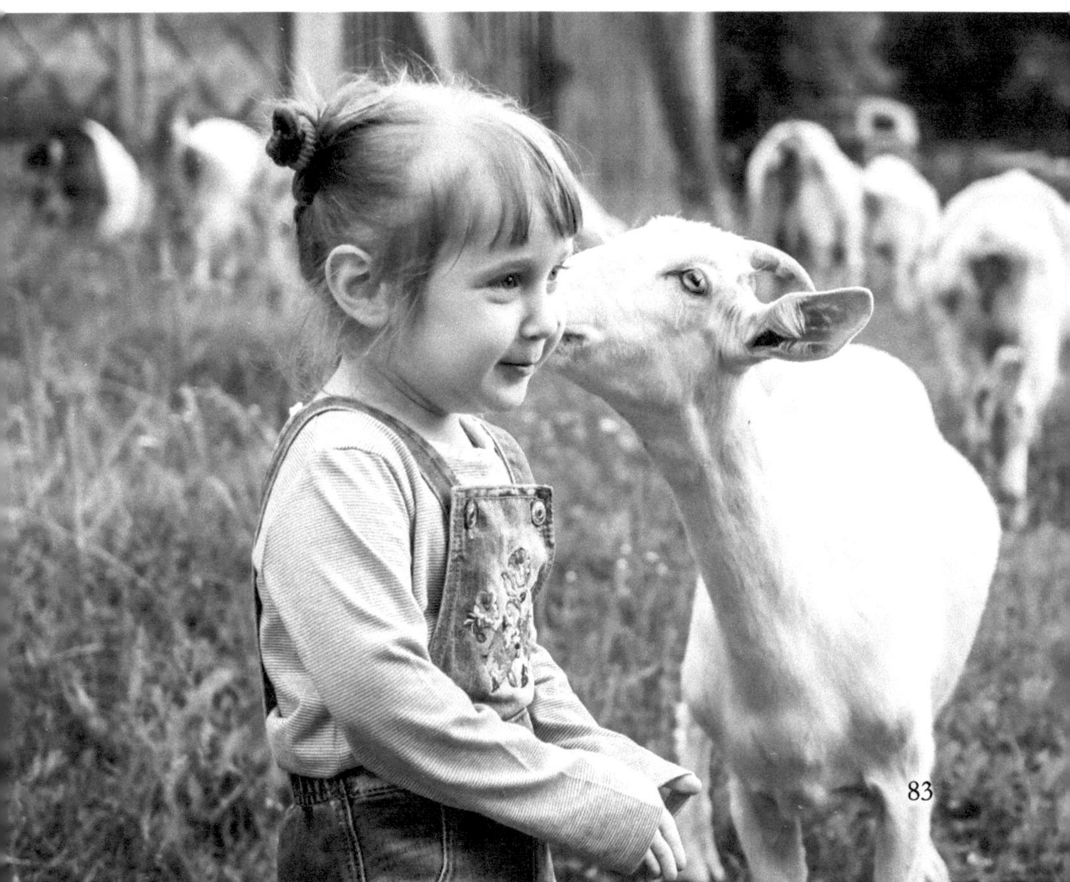

8. Lebenswoche

Mein Tagebuch

Huch, das Kind hat Fieber!

In den ersten Wochen genießt das Baby noch einen ziemlich guten Rund-um-Nestschutz durch Antikörper, die es von der Mutter erhalten hat und die es für Krankheiten recht unempfänglich machen. Aber irgendwann geschieht es: der erste Schnupfen, das erste Mal Fieber.

Fieber bedeutet, dass das Immunsystem des Kindes arbeitet. Ohne Fieber stünde es vielen Krankheiten hilflos gegenüber. Gerade kleine Kinder haben noch die Fähigkeit, sehr schnell und hoch zu fiebern. Beängstigend für die Erwachsenen, aber durchaus gesund. Wenn man den kleinen Körper fiebern lässt, ist er ruckzuck wieder gesund.

Fieber ist also keine Krankheit, sondern eine sehr sinnvolle Einrichtung, die man nicht zu unterdrücken braucht. Tut man es doch, hat das wohlmöglich eine verlängerte Genesungszeit oder komplizierte Verläufe zur Folge. Also: Nur **Mut zum Fieber**!

Bei Fieber gilt grundsätzlich: Achte darauf, dass dein Baby ausreichend trinkt. Normalerweise sollte reichliches Stillen genügen, fallweise kannst du aber auch zusätzlich Wasser geben. Du wirst merken, ob dein Baby mit dem Fieber zurechtkommt. Fieberspitzen – meist zum Abend und zur Nacht hin – sind hierbei normal, und während dieser können Babys und Kleinkinder auch richtig apathisch wirken. Dieser Zustand währt aber nur kurz, und am Morgen ist dein Kind wieder „normal" krank und verhält sich unauffällig.

Bist du dir unsicher über die Art und Weise, wie dein Kind mit Fieber umgeht, so hole ärztlichen Rat ein, um zum Beispiel eine Hirnhautentzündung (Meningitis) auszuschließen.

Für die verstopfte Schnupfnase hilft ein **Nasensauger** für Babys, um den störenden Rotz zu entfernen. Du kannst aber auch mit deinem eigenen Mund den Babyrotz absaugen und so zu einem vereinfachten Durchatmen verhelfen.

Rohe, aufgeschnittene Zwiebeln erleichtern das Atmen außerdem, und wenn du Kopf und Oberkörper deines Babys etwas erhöht positionierst, dann tut sich das Baby beim Schlafen leichter.

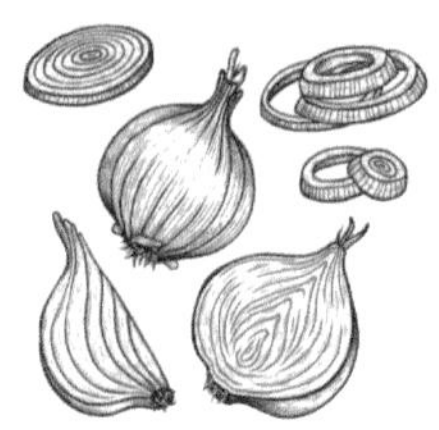

Soor

Irgendwann in den ersten Monaten kommt es relativ oft vor: Das Baby hat seltsam weiße Beläge im Mund. Und wenn man es nicht selbst schon erkannt hat, bestätigt einem der Kinderarzt: Das ist Mundsoor. Ein Pilz.

Dagegen bekommt man standardmäßig ein Antipilzmedikament verschrieben. Was der Arzt meistens nicht verrät: In vielen Fällen heilt Mundsoor ganz von alleine aus, sobald das Immunsystem soweit ist, den Pilz in den Griff zu bekommen.

Pilze sind natürlicher Bestandteil der **Bakterienflora** des Körpers. Man kann sie also nicht ausrotten. Aber nur, wenn die Bakterienflora nicht im Lot ist, kann der Pilz sich überhaupt so ausbreiten, dass Soor entsteht. Je gesünder die Bakterienflora der Mutter, desto gesünder auch die des Babys, da das Kind die Bakterienflora der Mutter durch die Geburt, den Hautkontakt und das Stillen „erbt". Und je gesünder die Bakterienflora des Babys, desto unproblematischer wird sein Körper Soor in den Griff bekommen, wenn er doch einmal auftritt.

Ist die Bakterienflora beeinträchtigt – zum Beispiel durch hohen Zuckerkonsum der Mutter, Antibiotikabehandlungen etc. –, kann sich so ein Pilz allerdings auch weiter ausbreiten, den Babypo und die Brustwarzen der Mutter befallen, wenn sie das Kind stillt. Dann kann ein Antipilzmittel sinnvoll sein, um einzugrenzen, was der Körper nicht in der Lage ist, in den Griff zu kriegen.

Langfristig lohnt es sich aber, die Darmflora zu stärken mit guten Bakterien aus fermentierten Lebensmitteln, einem maßvollen Umgang mit Süßem oder auch mit traditionellen Heilmitteln wie Knochenbrühe, Heilwolle und Trockenhalten (bei Windelsoor). Auch das homöopathische Mittel Borax wird von Müttern eingesetzt, um die Ausheilung des Pilzes zu beschleunigen.

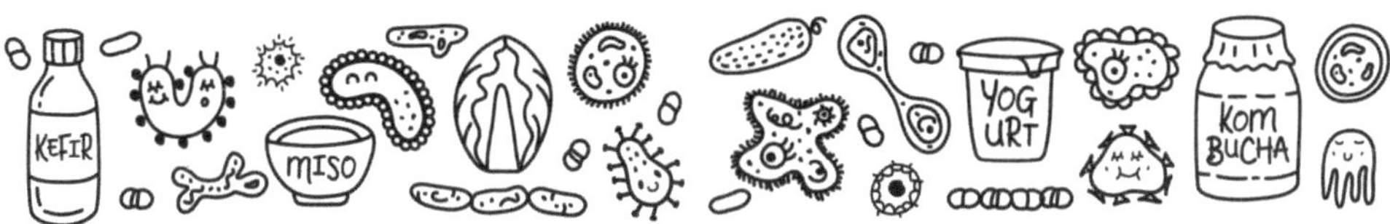

9. Lebenswoche

Mein Tagebuch

Der liebe Beckenboden

Wie geht es deinem Beckenboden und Bauch? Hat alles seinen Platz gefunden oder musst du noch ein bisschen dran arbeiten?

Übrigens hängen **Beckenboden-** und **Bauchmuskulatur** zusammen. Nach der Geburt lohnt es darauf zu achten, die Spannung der Bauchmuskeln durch eine gute Körperhaltung wiederzuerlangen. Einseitige Beckenbodenübungen können zwar eine gute Ergänzung sein, das Wichtigste ist aber, dass der gesamte Rumpf wieder rundherum gut stützt. Da geht es mehr um das Gleichgewicht als um pure Kraft.

Tanzen, Schwimmen, Singen und vielseitige Bewegungen im Alltag, besonders die traditionelle Hocke, sind Wege, um wieder Spannung und Gleichgewicht in die Mitte zu bringen. Dann verschwindet auch der Spalt vorn zwischen den geraden Bauchmuskeln, der dir eventuell noch von der Schwangerschaft erhalten geblieben ist. Aber selbst, wenn er nicht ganz verschwindet: Wichtiger ist, dass alles im **Gleichgewicht** ist und du zum Beispiel nicht im Hohlkreuz mit heraushängendem Bauch durch die Gegend watschelst. Darüber freut sich auch der Beckenboden.

Die Nachuntersuchung beim Frauenarzt

Möchtest du sie wahrnehmen, weil du Fragen hinsichtlich Verhütung oder noch schmerzhafte Geburtsverletzungen hast? Dann kannst du dich rückversichern. Wenn es dir gut geht und du das nicht möchtest, wirst du ziemlich sicher aber auch nichts verpassen. Dein Körper hat etwas sehr Gesundes getan, nämlich ein Baby bekommen. Einen Arzt und sein OK brauchst du eigentlich nicht, um als Frau auch weiterhin zu funktionieren.

ooooo——➤ ***Praxistipp:*** *Beckenboden nach oben ziehen (S. 149)*

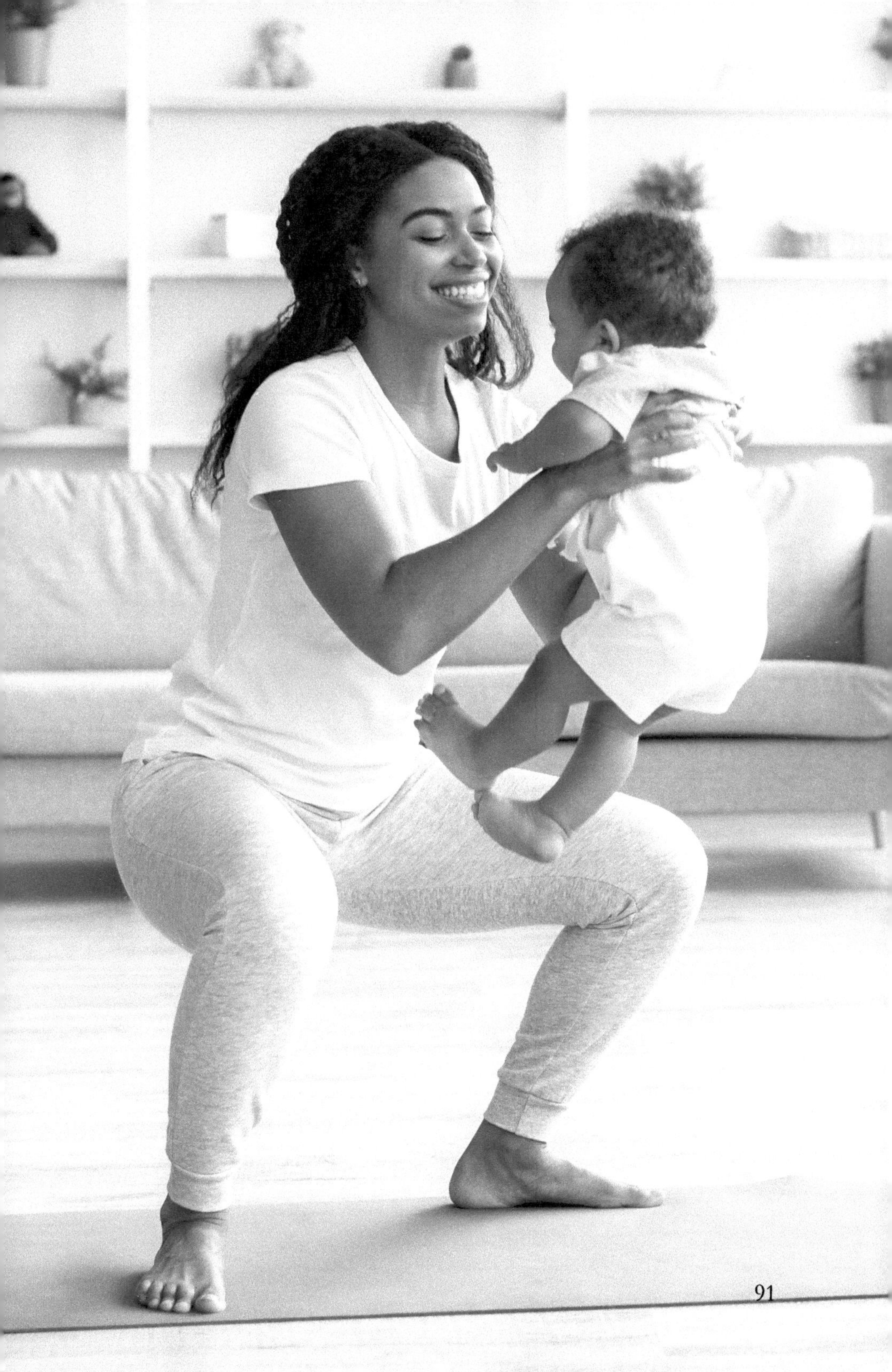

10. Lebenswoche

Mein Tagebuch

Zurück ins alte Leben?

Wenn das Wochenbett vorbei geht, ist es leicht, irrtümlicherweise zu glauben, dass nun auch das alte Leben weitergehen muss. Gerade beim ersten Kind lockt dieser Gedanke. Man hat ja keinen Vergleich. Wie sieht ein Leben als Mutter überhaupt aus? Der Geldbeutel wird leerer und die Umgebung erwartet, dass man das Kind früher oder später in Fremdbetreuung gibt, um wieder einer Erwerbsarbeit nachzugehen.

Tatsache ist: Dein Kind wird dich von jetzt an noch viele Jahre brauchen. Und auch dir wird es gut tun, nichts zu überhasten. Habe den Mut, dir die Zeit zu nehmen, die ihr braucht.

Man sagt: Eine Schwangerschaft kommt in neun Monaten und geht in neun Monaten. Eh sich eine Rektusdiastase geschlossen hat und der Beckenboden wieder richtig fit ist, vergehen Monate. Dass die Hormone immer noch längst nicht auf dem vorschwangerschaftlichen Niveau angekommen sind, merkst du deutlich, wenn dir drei bis vier Monate nach der Geburt die Haare ausfallen.

Aber auch mit einem Einjährigen oder Zweijährigen sind die Nächte häufig noch unterbrochen und an einen Schlaf wie ohne Kind ist eine Weile nicht zu denken. Diese ersten Monate und Jahre sind, auf die Gesamtlebenszeit bezogen, anstrengend und kurz, aber wertvoll. Für dich, und besonders auch für dein Kind. Erlaube dir, diese Zeit so gut es geht und in eurem Tempo zu genießen und in deinem Kind ein stabiles Fundament an Urvertrauen und Geborgenheit zu legen.

Willst du möglichst rasch wieder ins Erwerbsleben einsteigen? Es empfiehlt sich durchaus zu berechnen, wieviel nach Abzug der einkommensabhängigen Gebühr eines Krippenplatzes vom Einkommen noch übrig bleibt.

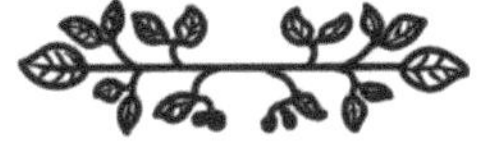

Praxistipps: *Fußkreisen (S. 150), Oberkörper, Schultern und Arme (S. 151)*

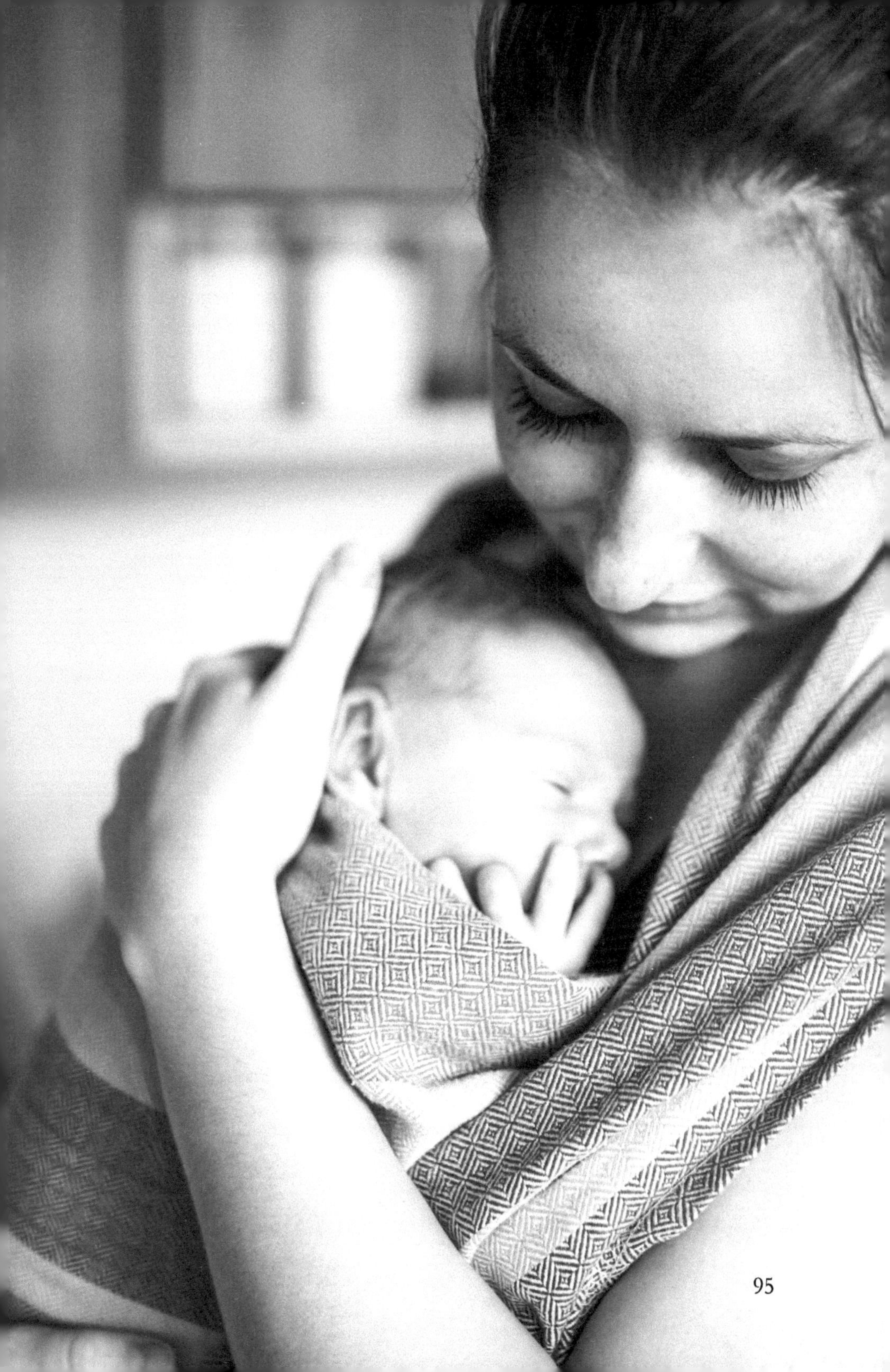

Ausblick

Das Wochenbett ist nun vorbei, aber das Leben mit deinem Baby hat eigentlich gerade erst angefangen.

Vermutlich hast du in den letzten Wochen so viel gelernt, wie lange nicht in deinem Leben, und wurdest vor Herausforderungen gestellt, die du dir vor der Geburt nicht vorstellen konntest. Du und dein Baby – ihr habt eine gemeinsame Beziehungsgrundlage gelegt und seid im Leben miteinander angekommen. Nun stehen neue Entwicklungsschritte bevor und so schnell wird es für euch beide nicht langweilig werden. Wir hoffen, dieses Buch konnte dich ein Stück auf eurem Weg begleiten.

Für alles, was vor euch liegt, wünschen wir dir viel Mut, Geduld, Nerven und ein tägliches humorvolles Schmunzeln mitten im Kinderchaos.

Deine Sarah und Navina

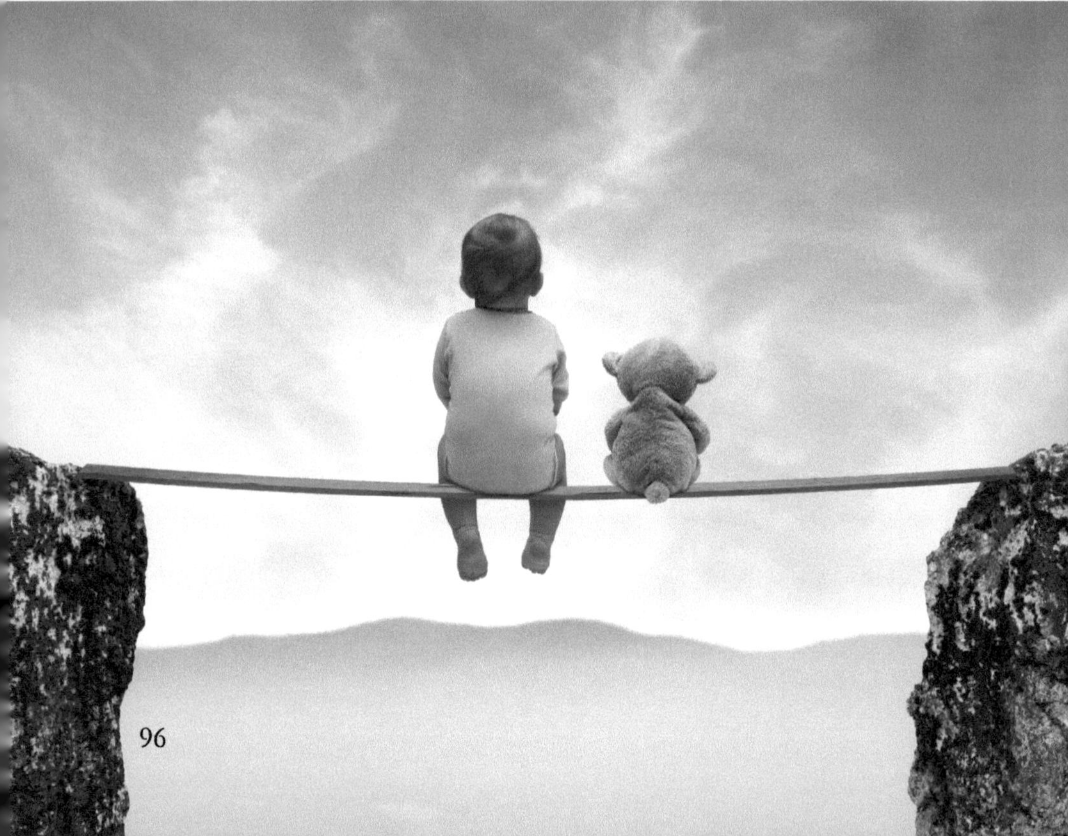

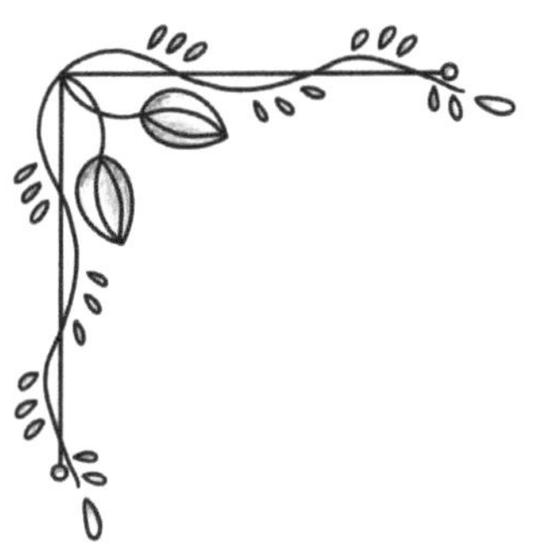
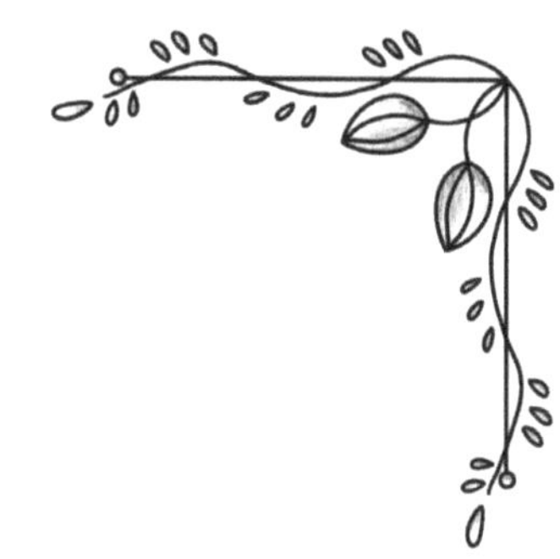

TEIL 2

Hier findest du

- *eine gehörige Portion* **Seelenwissen,**
- **Vertiefungen** *zu den Ansätzen des ersten Teils,*
- **Praxistipps** *in Form von Checklisten, Übungen und Meditationen.*

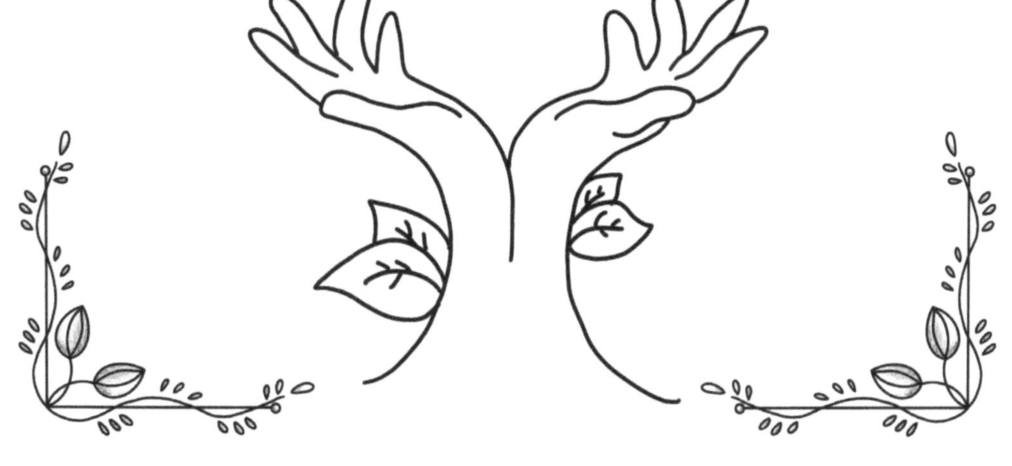

Seelenwissen

Endlich angekommen!

Die Frau gebar ihr Kind! Sie betrachtete es und war voller Zweifel, Stolz und Ehrfurcht: Hatte sie wirklich dieses Wunder vollbracht? Sie allein hatte dieses kleine Menschenkind geboren?

Ganz vorsichtig ließ sie ihre Finger über den kleinen Körper gleiten, betastete ihn, streichelte ihn und sah dem kleinen Wesen ganz tief in die Augen. Sie wurde sich ihrer Arbeit bewusst! Mit ihren Fingern massierte sie sanft die weiche Haut. Weckte sämtliche Lebensgeister des kleinen Wesens.

Dann legte sie ihr kleines Kind auf ihren Unterbauch und das Kind begann, sich wie eine kleine Raupe hin und her zu bewegen. Wohin wollte es? Stück für Stück schob es sich die Bauchlinie entlang immer weiter in Richtung Brust. Stück für Stück robbte das kleine, unbeholfen wirkende Neugeborene ohne jegliche Hilfe bis hin zur Brustwarze, öffnete den Mund und hatte nach einigen Versuchen tatsächlich die ganze Brustwarze weit in seinem Mund.

Endlich angekommen! Endlich wieder heimatlich fühlen! Sicherheit!

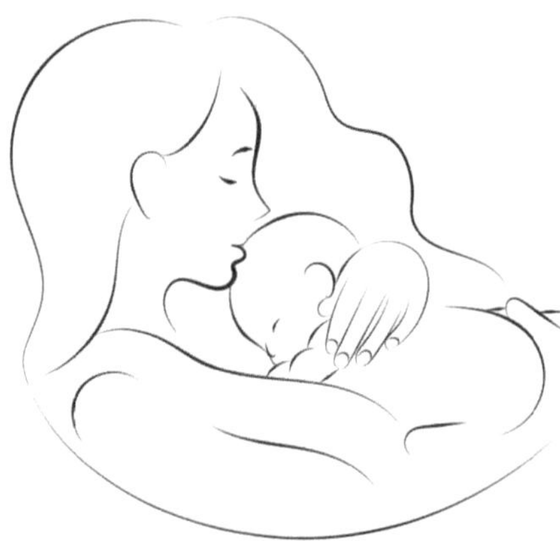

Blickkontakt – Eine neue Nabelschnur entsteht

In unserer Intuition steckt das Wissen der großen Urmutter. In dem Moment, wo ich mein Kind gebäre, regiert sie in voller Kraft und steht an meiner Seite. Kinder, die voller Glück geboren werden, schauen mit offenen Augen in die Welt, noch bevor ihr kleiner Körper ebenfalls die Schwelle in unsere Welt überschritten hat.

Der erste Blick zwischen meinem Kind und mir folgt nur ein paar Sekunden später. Ich sehe dieses Wunder. Von mir geboren. Durch meine ganz eigene Kraft. Durch meinen fantastischen Körper. Meine Augen können dieses kleine Wesen von diesem Moment an viele Monate lang nicht aus den Augen lassen.

Ich spüre den Blick. Wie er in den Augen meines Kindes widerhallt. Wie er anfängt zu sprechen. Ich spüre, wie der Pulsschlag der Nabelschnur nachlässt, je mehr unsere Blicke an Tiefe gewinnen. Ein sanfter Übergang von einer Nahrungsquelle zur nächsten: gesehen werden. Allein, weil du da bist, bist du perfekt. Ich sehe das! Und du siehst mich.

In den nächsten Wochen lasse ich mir Zeit, diese Sprache mit dir fließend zu erlernen. Aus deinen Augen – und deinem Körper – zu lesen, was deine Bedürfnisse sind. Ich speichere sie mit meiner Intuition tief im Herzen. Mein Herzgedächtnis für dich. Meine Landkarte, die mir in Krisenzeiten hilft, mutig zu navigieren.

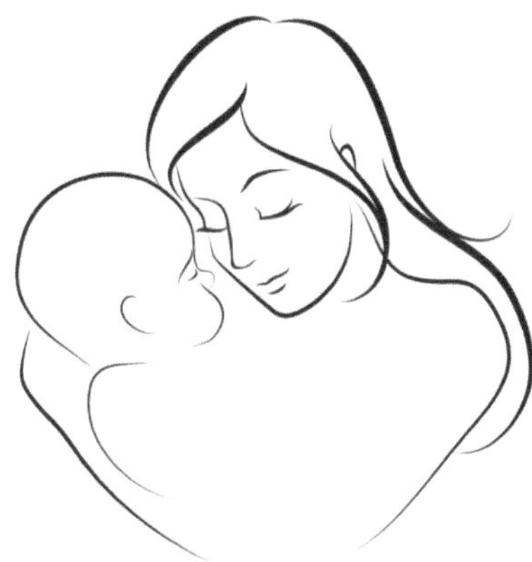

Selbstliebe

Ein Marathonläufer wird jubelnd im Ziel begrüßt. Ein Manager von der ganzen Firma gefeiert, mit Spesen bedacht und erhält eine Gehaltserhöhung, wenn er einen guten Abschluss eingebracht hat.

Als Frau, die gerade ein neues Gesellschaftsmitglied geboren hat, gehst du diesbezüglich in unserer Zeit leer aus. Viel fragwürdiger noch: Man erwartet, dass du dich sofort über alles freust, recht schnell wieder voll im gesellschaftlichen Alltag dabei bist und nach einem kurzen und großen „Hurra, das Kind ist da“ deinen alten Platz wieder einnimmst. Und das bitte nicht zu sehr verändert! Diese Forderungen zwingen sich leider auch Frauen gegenseitig auf. Kaum eine Zeit ist so wochenbettfeindlich wie die heutige.

Darum: Sieh dich selbst! Deine Leistung. Deine Fähigkeit. Und wer weiß? Vielleicht hat dieses Kind auch dich als Mutter ausgewählt und du darfst dieser Weisheit der Wahl deines Kindes vertrauen.

Selbstliebe heißt auch, sich selbst wahrzunehmen. Spüre, wie viel Besuch dir gut tut und wer kommen soll: Will der Besuch bedient werden? Oder packt er selbst mit an? Ein Neugeborenes ist etwas ganz Besonderes. Natürlich. Aber in zwei Monaten ist es nicht weniger hübsch, auch dann kommt ein Besuch noch zur rechten Zeit. Deine Gesundheit geht vor. Denn diese kann speziell in den ersten acht Wochen nach der Geburt stark in Mitleidenschaft genommen werden, wenn du nicht auf dich achtest.

Du kannst deinem Kind nur so viel Liebe geben, wie du dir selbst zugestehst. Du hast dieses Erlebnis nur ein einziges Mal im Leben! Egal, wie viele Kinder du hast. Es ist jedes Mal das erste und einzige Mal mit diesem Kind.

Wirst du zum ersten Mal Mama, lass dir Zeit. Zeit, das Wort Mama wirklich zu fühlen. Es muss wachsen, wie das Kind in dir gewachsen ist, und ist nicht unbedingt sofort mit der Geburt da. Dadurch liebst du dein Kind nicht weniger. Nur das neue Gefühl Mama braucht eine gewisse Zeit, um ganz wahrgenommen zu werden.

Selbstliebe bedeutet auch, ungebetene Kommentare und Ratschläge ablehnen zu dürfen. Fühle, was du und dein Kind brauchen. Gerade an diesem so zarten Anfang. Bleib immer wieder bei dir und in deinem inneren Wissen. Nur du kannst wirklich erfahren, was dieses Kind von dir will.

Je mehr du dich selbst annimmst, desto sicherer wirst du deine Intuition wahrnehmen und umsetzen können.

Was bin ich mir selbst wert?

Diese Frage geht schon im üblichen Alltag häufig unter. Die Aufgaben in Arbeit und Haushaltsversorgung lenken uns oft so weit ab, dass kaum Zeit bleibt, sich einmal hinzusetzen und sich darüber bewusst zu werden, was so alles geschafft wurde. Dann ist man vielleicht noch für Freunde und Familie da. All das ist wichtig.

Aber was ist mit einem selbst? Die Momente, in denen man Zeit für sich selbst investiert, tanken einen auf. Ohne dieses Auftanken läuft man leer. Dabei ist es ganz wichtig, sich auch gut um sich selbst zu kümmern, sich bewusst zu machen, was man sich selbst bedeutet, welche Wünsche man hat und was man selbst gerade benötigt, um wieder gut aufgetankt für Kind, Familie, Freunde und Alltag da sein zu können

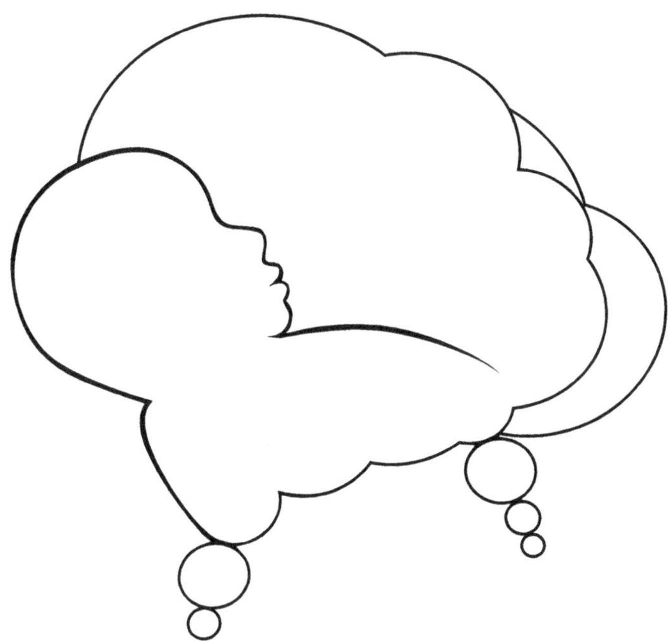

Berührung – Die erste Form der Kommunikation

Meinen Augen gehen meine Hände voraus. Ich habe dich, kleines Wesen, geboren. Ich muss begreifen, was ich da geleistet habe. Begreifen im wortwörtlichen Sinn.

Kein Wort dieser Welt könnte erfassen, was gerade geschehen ist. Noch bevor mein Blick wirklich genau erkennen kann, was hier passiert, sind meine Hände in ihrer Wahrnehmung völlig wach. Sie können es fassen: Ich berühre dich. Mit meinen Fingerspitzen. Sie fahren um dein Köpfchen. Um deinen Körper. Spüren den Pulsschlag eines neuen Erdenbürgers.

Meine Finger transportieren diese Wahrheit in meine Augen. Selbst wenn ich blind wäre, wüsste ich ganz sicher, dass ich dich jetzt sehen kann! Aus dem Innen – meinem Bauch – kommst du ins Außen. Und doch spüre ich, wie du wieder in mein Inneres einkehrst. In einer ganz neuen Größenordnung.

 *Berührung nährt uns beide.*

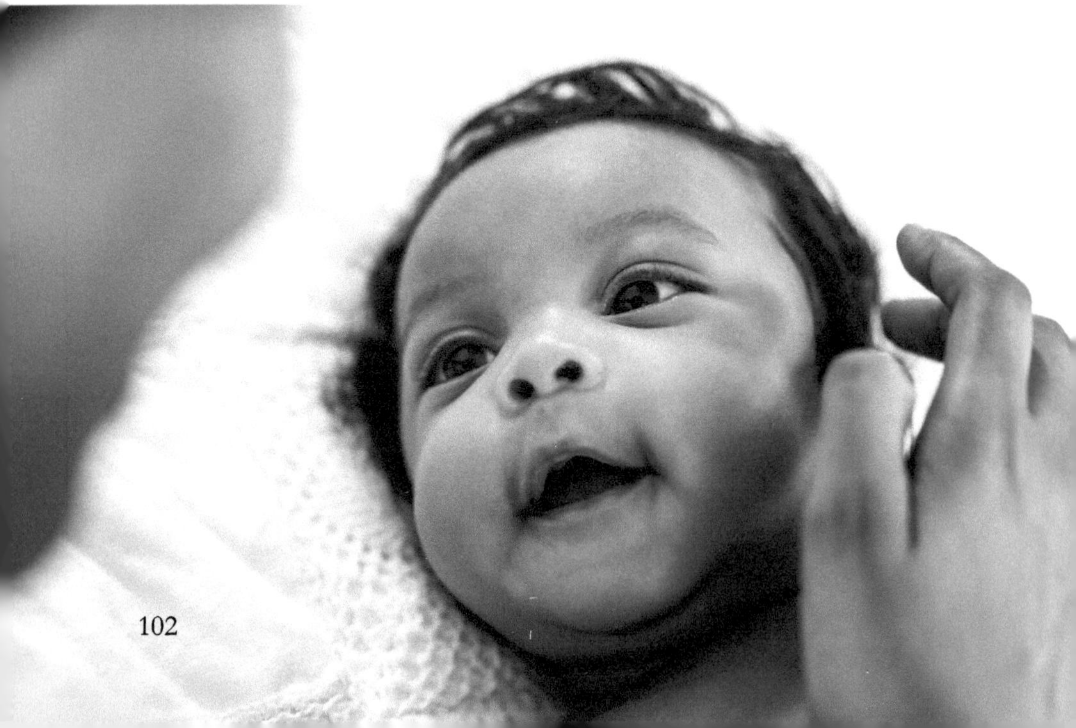

Bettgeflüster – Ein Hilfsmittel bei den Gemütsstimmungen im Wochenbett

Wie von allein kommen Bilder und Gedanken, die deine Müdigkeit ausnutzen, und nisten sich in dir ein. Sie arbeiten in dir. Und ähnlich arbeitet es in deinem Kind.

Je nachdem, wie die Geburt verlaufen ist, werden diese Szenarien angenehmer oder auch herb sein. Vor allem dein hormonberauschtes Gehirn in Kombination mit Schlafmangel wird dir Streiche in deiner Wahrnehmung spielen.

Deine Gefühle dürfen alle sein. Lass ihnen freien Lauf. Lass die Gedanken fließen. Dein Kind und du: Ihr beide habt diese Reise erlebt. Wer könnte besser wissen, wie genau ihr es erlebt habt und welche Spuren das in euch hinterlassen hat, die keiner von außen sehen kann?

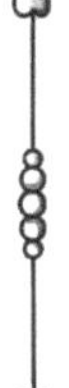

Widmet euch dem Bettgeflüster: Redet miteinander. In den schlaflosen Nächten, in Zeiten von Wut und Trauer: Redet miteinander. Erzähl deinem Kind, wie es dir ging. Vor allen nach einer schweren Geburt kann euch das beide zueinander bringen und Heilung einsetzen. Lass dich nicht beirren von Sätzen wie: „Na sei doch froh, dass das Kind gesund ist.“ Wahre Gesundheit beinhaltet auch ein zufriedenes Herz und eine heile Seele.

Nimm deine Schmerzen wahr und gib ihnen Raum. Wenn du das Gefühl hast, es gleitet dir aus der Hand, wende dich an deine Hebamme, Doula oder eine andere Person deines Vertrauens. Je ehrlicher du zu dir selbst bist, desto schneller kannst du wirklich wieder kraftvoll und freudig deinem Kind gegenübertreten.

Wenn du diese Freude nicht in dir spürst, antriebslos, müde und ständig erschöpft bist, oder sogar ablehnende Gedanken dir und deinem Kind gegenüber dazu kommen, sind dies vielleicht Anzeichen einer postpartalen Depression. Quäle dich da nicht durch. Begib dich in liebe professionelle Hände, die dich in dieser harten Krise gut unterstützen, damit du bald quietschvergnügt mit deinem Kind das Leben genießen kannst.

Auch in diesem Fall hilft das Bettgeflüster, zu deinem Kind Kontakt aufzunehmen und zu halten. Dein Kind versteht, was du ihm sagst möchtest. Jedes Wort. Jeden Ausdruck. Und es ist ein großzügiges Wesen. Dein Kind ist dankbar dafür, wenn du etwas für dich selbst tust. Denn es wird zu ihm zurückkommen.

Wenn du dein Baby sprechen lässt und ihm nicht gleich einen Nuckel in den Mund steckst, kann es auch dir von seiner ganz eigenen Erfahrung berichten. Dies tut es mit dem ganzen Körper. Manchmal heißt das auch, dass es weinen und schreien muss. Vertraue darauf, dass du unterscheiden können wirst, ob es jetzt lieber an der Brust sein Bedürfnis stillen, sich entleeren möchte oder ob du es nur halten und ihm voller Verständnis zuhören, es schaukeln, ihm nickend und zustimmend Antwort geben und signalisieren sollst, dass du wirklich da bist und es mit dem Herzen verstehst.

Dies erzeugt anfangs häufig innerlichen Druck. Aber das Baby kann nicht in Worten ausdrücken, wie es sich unter der Geburt gefühlt hat oder wie es das Ankommen hier empfunden hat. Es kann nicht erklären, wie es Krisen in der Schwangerschaft miterlebt hat und wie es diese moderne Welt plötzlich fühlt. Es kann nur weinen. Und in dem Moment, in dem du als Mutter zugewandt diesem Ausdruck Halt bietest, bist du der beste Ansprechpartner der Welt. Sei mutig in diesen Gesprächen. Sei mutig in diesen Stunden.

Dank an meine Gebärmutter

Deine Gebärmutter ist wie eine eigene Göttin in dir. So sahen es die alten Völker, in denen Frauen wertgeschätzt wurden.

Stell sie dir einmal bewusst vor, deine Gebärmutter: Sie sieht aus, als würde eine wohlige Frau mit zwei ausgebreiteten Armen die Welt umarmen wollen. Und mit dem Geschenk, welches sie in uns zaubert, kann sie dies in ihrer ganz eigenen Art.

Die Gebärmutter ist wie eine kleine eigene Höhle, in der ein ganzes Leben von Anfang an Schutz findet, wachsen und gedeihen kann. Sie macht als reines Muskelpaket jedem anderen Muskel Konkurrenz und hängt selbst den besttrainiertesten Bizeps locker ab.

Wer so viel leistet, dem darf man danken! Und nebenbei dankst du deiner ganzen Weiblichkeit, ohne die dieses wunderbare Kind nicht wäre.

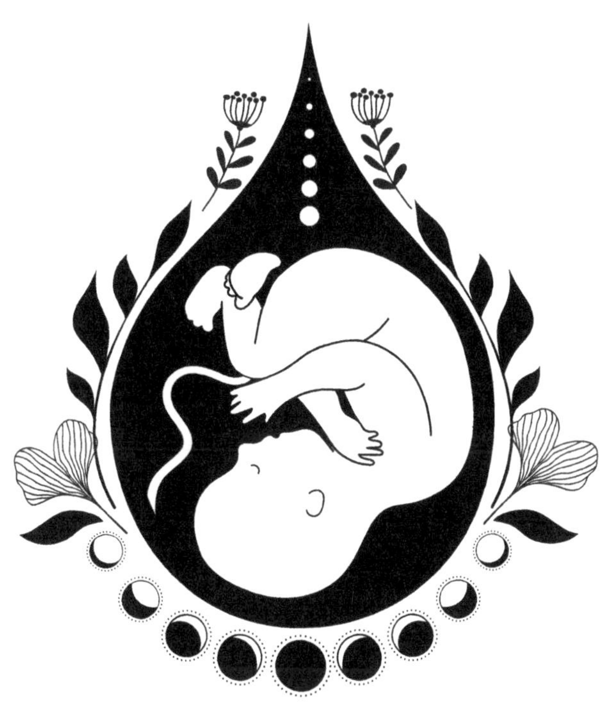

Vertiefungen

Imprinting

Die Brust ist der wärmste Teil in erreichbarer Nähe. Babys nehmen diese Wärmeresonanz über Wärmesensoren wahr. Endlich angekommen riecht es für jedes frisch geborene Baby nach Heimat: Die Brustwarzen duften nach Fruchtwasser. Der oben beschriebene Ablauf bedarf circa einer Stunde. Er ist bei allen interventionsfreien Geburten und Bondingphasen weltweit gleich. Und wer auch nur einmal dieses Wunder erleben durfte, zweifelt nicht mehr an der großen Intelligenz der Natur. Innerhalb dieser allerersten Stunde nach der Geburt kann ganz in Ruhe die Nabelschnur auspulsieren und das Kind kann alle Stoffe auftanken, welche es benötigt, und ganz allein im eigenen Rhythmus die eigene Atmung aufnehmen. Ohne Angst. Ohne Verlust.

Doch sobald wir eingreifen, bedarf es auch an weiteren Stellen Hilfe. Denn wir haben vergessen: Die größte Sicherheit bietet der Ablauf der physiologischen Prozesse. Diese laufen zwar hochkomplex, aber intuitiv gesteuert ab. Und für diese hochsensible Imprintingphase gilt das Gleiche wie für die Geburt: Die kleinste Berührung von außen kann ein Störfeld verursachen, welches noch Monate später spürbar ist.

Unterstützen wir das erste Andocken beim Stillen, weil wir meinen, der Natur auf die Sprünge helfen zu müssen, wundert es nicht, wenn es in den folgenden Tagen nicht von allein geht. Es ist, als habe die Natur sich verschreckt zurückgezogen. Eine merkwürdige Aussage?

Ina May Gaskin beschreibt diesen Moment unmittelbar nach der Geburt als die Phase, in der sich Mutter und Kind ineinander verlieben. Lieben sich Menschen, ziehen sich andere respektvoll zurück, um den beiden Hauptakteuren den Raum zu überlassen. Normalerweise. Warum nicht auch in diesem Moment? Stell dir vor, du bist mit deinem Mann oder deiner Frau intim, im vollen Öffnungsprozess, und du fühlst plötzlich einen fremden Griff auf deinem Körper. Schlagartig kippt das Szenario.

Dein Kind ist mit allen Sinnen offen geboren. Es ist voller Vertrauen, weil es sich inmitten eines harten Kampfes gerade für das Leben entschieden hat. Es sieht dich. Es hat Sehnsucht nach einer neuen Nahrungsquelle.

Alles in ihm ist darauf ausgerichtet, seinen Weg bis dahin weiterzugehen – und nun wird es jäh gestoppt.

Der moderne Mensch neigt dazu, Probleme zu erzeugen, die von der Natur nicht vorgesehen sind. Er tut so, als vollbrächte er Wunder, um Defizite zu beheben, die eigentlich keine sind. Das Einzige, was hier unser Feind ist, ist unsere eigene Angst. Angst, es könnte etwas schiefgehen. Das tut es: Aber so selten, dass wir dafür nicht alles andere opfern sollten.

> **Imprinting** *bezeichnet die Prägung, die in sensiblen Lebensphasen abläuft und auf essentielle Bedürfnisse ausgerichtet ist. Ein Kind, das geboren wird, lebt und überlebt nur weiter, weil eine Prägung auf die Eltern (oder andere ihm liebevoll zugewandte Menschen) stattfindet. Darauffolgend tritt die Bondingphase ein, welche die über einen längeren Zeitraum aufgebaute tiefe innige Bindung bezeichnet. Das deutsche Wort „Prägung" bezeichnet nicht die vielschichtige Bedeutung, die mit dem Begriff „Imprinting" angesprochen wird, wie u.a. das limbic imprint (Willi Maurer, Elena Tonetti-Vladimirova).*

Blickkontakt und Bonding

Nach einer schweren Geburt, Kaiserschnitt oder Ähnlichem kann es sein, dass der erste Blick deines Kindes einem anderen galt oder dass seine Augen geschlossen waren. Das schafft häufig Kummer auf beiden Seiten – bewusst und unbewusst. Diesem Kummer auszuweichen, weil es zu sehr schmerzt, schafft tiefere Wunden, als wenn man sich ihm stellt. Deshalb ist es gut für dich zu trauern. Für euch beide.

Es ist also wichtig, diesen Blick nachzuholen, der euch einst verbinden sollte. Dafür braucht es häufig mehr Tapferkeit und Durchhaltekraft, denn ihr beide tragt neben der Freude nun auch ein frisches Erleben in euch, welches dabei blockierend wirken kann. Doch jede Minute lohnt. Der Blick als Fenster zur Seele ist der Türöffner zu einer Möglichkeit der Traumabearbeitung. Dies kann geschehen, wenn man den Mut hat, seine Tür zu öffnen und dem Kind diese sichere Tür zeigt. Der Pulsschlag der Nabelschnur hallt nach. Bis das Urvertrauen deines Kindes genährt ist und weiß: Mama sieht mich. Und in diesem Augenblick sieht dein Kind dich als Mama, als empathischen Spiegel, der euch einander zeigt, wer ihr tief im Inneren seid.

Das hinterlässt neuronale Spuren, aber auch jede Zelle wird dadurch geprägt. Hier spricht man auch vom sogenannten **Zellgedächtnis**. Damit beschreibt man das Gedächtnis der Zellen in unserem gesamten Körper. Die ihr innewohnenden Gene mit der DNA verändern sich durch alles, was wir erleben. Jede Berührung auf unserer Haut wird so abgespeichert. Aber auch Gefühle beeinflussen diese. Eine spätere Berührung kann so z.B. mit einer zuvor gleichen Berührung in Verbindung gebracht werden und Erinnerungen aus diesem Moment hervorrufen. Positive wie auch negative.

Stillen – Wenn das Trauma in den Brüsten sitzt

Wie alle Abläufe, die von Natur aus hochkomplex sind, ist auch das Thema Stillen sehr anfällig, sobald eingegriffen wird. Die natürlichste Sache der Welt wird dann plötzlich zum Problem.

Mit Eingriff werden aber nicht nur aktuelle Entwicklungen bezeichnet. Denn Stillen ist auch ein Spiegel der Seele und somit der Biografie der frisch gewordenen Eltern. Während in wirklich guten Begleitungen von Schwangeren bereits auf biografische Muster geschaut wird, um Traumata rechtzeitig auflösen zu können, ist dieser Blickwinkel beim Thema Stillen noch kaum ausgeprägt.

Traumata können auch zwischen mehreren Generationen weitergegeben werden. Dazu gehören beispielsweise Prägungen der Mutterrolle durch Kriegserlebnisse, aber auch Aussagen, die sich direkt aufs Stillen früherer Generationen beziehen. Die häufigen Aussagen „Ich konnte nicht stillen" oder „Ich hatte nicht genug Milch" sollten Grund zum genaueren Nachfragen sein. Der Ton bei älteren Frauen ist bei dieser Aussage vor allem traurig. Die Augen rückblickend und trüb. Der Schmerz springt einen nahezu an.

Der Ton in Gesprächen mit heutigen Müttern, die nicht stillen, ist häufig unsicher, verzweifelt, manchmal wütend und nicht selten trotzig, das Gespräch wird schnell abgehakt. Aber es ist fast immer ein Hilferuf wahrzunehmen: „Ich spüre, dass es geht, aber irgendwas hindert mich."

Viele Frauen haben über Generationen gelernt, Kummer und innere Not zu unterdrücken. Unsere Gesellschaft arbeitet gerade daran, den Spruch „Ein Indianer kennt keinen Schmerz!" für die Jungen abzuschaffen, und merkt gar nicht, wie Frauen diesen Spruch für sich verinnerlichen. Frauen gegen Frauen. – Dieses Spiel ist in keiner anderen Lebensphase so ausgeprägt gehässig, wie im Bereich der wichtigsten Stunden im Leben: Schwangerschaft, Geburt, Wochenbett, Stillen! Natürlich hat sich die Industrie hier gleich ihren Platz für die Ersatzmuttermilchprodukte gesichert.

Brüste und Stillen: ein Spiegel unserer Gesellschaft. Hier zeigen sich die Machtverhältnisse. Ist die Frau eine starke und selbstbewusste Frau, weil sie Kinder bekommt und stillt? Oder gilt sie dann nicht mehr als modern, feministisch und selbstbestimmt? Ist sie aufgeschlossen, weil sie überall stillt? Introvertiert, wenn sie sich dafür gern ins stille Kämmerchen zurückzieht?

Brüste und Stillen: ein Spiegel unserer Vergangenheit. Hier zeigen sich die Machtspiele unserer Eltern und Großeltern. Hatte meine Mutter genug Mut, zur damaligen Zeit wirklich für mich als Kind da zu sein? Wie war die Paarbeziehung und wie waren dadurch mein Überleben und meine nährende Berührung gesichert? Musste meine Mutter um mich kämpfen? Musste mein Vater um mich kämpfen? Wurde ich zum Spielball unreflektierter Traumata meiner Eltern in einer der wichtigsten Prägungsphasen?

Die Brust ist das Organ, welches mehr als jedes andere deutlich macht: Ich umsorge dich. Die Brust ist präzise auf die Nahrungsaufgabe der nächsten Generation für die ersten Jahre ausgelegt, sorgt für die optimale Nährstoffzusammensetzung während der unterschiedlichen Entwicklungsstufen des Kindes – wächst quasi mit den Anforderungen mit – und sogar wenn mehrere Kinder – auch fremde – mitgestillt werden, weiß die Brust, wen es vor sich hat und was dieses Kind braucht. Die Brust sorgt für das Überleben. Und gleichzeitig ist sie weich und sinnlich. Weiblich eben.

Wundert es da, einen Zusammenhang zwischen Stress und Brustentzündung zu finden? Sagt sie dadurch einfach nur deutlich: Wenn du nicht Obacht gibst und dich zurückziehst, kannst du dein Kind nicht mehr gut umsorgen? Diese Frage stellt sich nicht nur bei der Brustentzündung, sondern kann auf weitere Brustzeichen und -erkrankungen übertragen werden.

Wer sich mit dem Thema **Mikrochimärismus** *beschäftigen möchte: Beim Stillen findet ein Zellaustausch zwischen mütterlichen und kindlichen Zellen statt. Das Phänomen des Mikrochimärismus sorgt scheinbar dafür, dass Heilungsprozesse stattfinden, um z.B. die Mutter in ihrem Überleben zu stärken und zu sichern, da das Kind auf sie angewiesen ist. Jeder natürliche Prozess dient einem tieferen Sinn. Und Stillen ist daher über dieses Phänomen für beide Seiten gesundheitsförderlich.*

Brüste und Stillen: Hier geht es um viel mehr! Die Brust als mütterliche, liebevolle Nahrungsquelle ist ein heimliches Sehnsuchtsobjekt. Nicht als sexuelles Lustobjekt, auch wenn das zumeist so verkauft wird. Sondern ganz banal, weil wir „endlich nach Hause kommen wollen“. Schauen wir uns die Geschichte der letzten Generationen an, muss es auch heißen: „endlich nach Hause kommen dürfen“.

Über das Zufüttern gestillter Neugeborener

Das viel zu häufig angewandte Zufüttern von gestillten Neugeborenen sollte längst der Vergangenheit angehören. Leider ist es immer noch gängige Methode, zur Glukoselösung oder Ähnlichem zu greifen, um den angeblich kritisch abfallenden **Blutzuckerspiegel** zu regulieren. Dabei ist es vollkommen normal, dass der Blutzuckerspiegel nach der Abnabelung sinkt. Erst bei einer Gewichtsabnahme von über 10 Prozent des Geburtsgewichts beginnt bei einem Neugeborenen ein unphysiologischer Wasserverlust, der dann immer ausgeglichen werden sollte.

Der Blutzuckerspiegel steigt bei einem Neugeborenen wieder an, sobald die Eigenregulation des Hormonhaushaltes dies selbst in Angriff nimmt. Diese Arbeit muss allerdings erstmal anlaufen und bedarf etwas Zeit. In der Regel kann bereits ein Anstieg in den ersten ein bis zwei Stunden gemessen werden.

Neugeborene sind auf diese Zeiten der Umstellungen ausgelegt und können das ohne gesundheitliche Schäden überbrücken. Sie könnten ohne Nahrungs- und Flüssigkeitszufuhr vier bis fünf Tage unbeschadet überleben. Ältere Säuglinge wären schon nach zwei Tagen in Lebensgefahr.

Die Eigenregulation kann durch Zuckerlösungen bei manchen Kindern sogar erheblich gestört werden. Beispielsweise kann das Zufüttern von Tee oder Zuckerlösung Neugeborenengelbsucht verstärken.

Es ist also wichtig, dass das Zufüttern tatsächlich auf die wenigen Fälle reduziert wird, bei denen eine medizinische Indikation vorliegt.

Berührung für die Mutter

Berührung ist die wesentliche körperliche Kraftquelle unseres Seins. Mütter berühren ihre Kinder ganz intuitiv. Wie schon in der Schwangerschaft, leistet dein Körper hierbei immense Arbeit, die in unserer Gesellschaft leider kaum gewürdigt wird. Begreife, dass du gibst und somit auch dir gegeben werden muss.

Wenn du einkaufst, bezahlst du für deine Dinge. Der Preis der Gesellschaft an Mütter, an die Gebenden, sollte ebenfalls Geben sein. In welcher Form auch immer. Fordere also auch für dich z.B. Massagen ein. Berührungen, die dich entspannen lassen, Mut machen und vielleicht sogar den Hormonspiegel ausgleichen. Dann kannst du weitergeben. An dein Kind.

Eine einfache **Umarmung** kann ebenfalls tröstlich sein. Vor allen in Momenten, die dich unter Stress setzen, weil vielleicht das eine oder andere noch nicht so klappt, wie du es dir wünschst.

Umarmungen wirken heilend, sobald sie über 20 Sekunden hinausgehen. Ab diesem Zeitfaktor fängt das Gehirn an, neuronale Schadstellen zu reparieren. Dies wiederum wirkt sich stabilisierend auf den gesamten Körper aus und natürlich auch auf dein Seelengewand. Mögliche Unruhefaktoren, die dein Baby anzeigt, weil du selbst immer unsicherer und somit unruhiger wirst, verschwinden von allein. Denn nun ist deine innere Ruhe und Selbstsicherheit wieder da und dies kann dein Kind ebenfalls mit Ruhe spiegeln.

Auch **Gespräche** sind eine Form von Berührung. Wenn wir sprechen, bewegen die Töne unseren gesamten Körper. Das gesamte Skelettsystem wird in Schwingung versetzt. Vor allem dieses transportiert die Töne wie eine Telefonleitung durch den ganzen Körper. Das Kind im Bauch kann somit Mamas Stimme rundherum wahrnehmen, weil ihre Stimme über die Wirbelsäule hinab die Schwingungen an ihre Beckenschaufeln überträgt.

Das Fruchtwasser wirkt als Verstärker der aufgenommenen Schwingungen und das Kind wird von der mütterlichen Stimme im Becken im Sprechrhythmus geschaukelt. Nun kannst du deine Stimme für dich selbst einsetzen. Denn auf dem gleichen Wege wie zum Baby wird sie auch in alle Organe getragen.

Doch auch von außen herangetragene Stimme entfaltet ihre Wirkung. Bist du voller Trauer, Selbstzweifel oder auch extrem gestresst, erzeugt deine Stimme Frequenzen, die unangenehme Wirkung auf dich selbst und auf andere haben können.

Dein frisch geborenes Baby ist für diese Schwingungen wesentlich anfälliger als Erwachsene. Der kleine Körper ist noch viel weicher und es besitzt noch keine Möglichkeit der emotionalen Selbstregulation. Alles, was von außen kommt, wird ungefiltert aufgenommen und nur im Schutz einer sicheren Bezugsperson kann es lernen, alles einzuordnen. Darum können sanfte Worte ein Baby beruhigen. Und es fühlt sehr genau die Schwingung dazwischen, wenn du sanft sprichst, aber doch traurig bist. Dann sei lieber ehrlich traurig und mache so Platz für eine spätere ehrliche Freude.

Ein Gespräch, in dem du alles aussprechen darfst, weinen und wütend sein kannst, führt zu einer inneren Reinigung. Dafür ist ein Zuhörer mit Zeit, Geduld und Verständnis im Wochenbett eine große Hilfe. Manches muss wieder und wieder ausgesprochen werden. Eine Geburt ist häufig ein Ereignis, das plötzlich Themen, Bedürfnisse und Fragen eröffnet, die vorher nie eine Rolle gespielt haben – und vielleicht auch später nicht mehr wichtig sind. Aber in dieser Zeit unbedingt gehört und gesehen werden wollen.
Die Stimme eines empathischen Gesprächspartners vermag sich zudem auch auf deinen Körper ausgleichend auswirken.

Einen ähnlichen Effekt erzielst du, indem du Musik auflegst, die dich in einen gewünschten Gefühlszustand bringt. Berührungen dieser Art darfst du in sensiblen Lebensmomenten wie dem Wochenbett durchaus Beachtung schenken. Fühlst du dich auch noch verstanden und angenommen, völlig egal, wie es dir gerade geht, ist dies eine Berührung, die schlichtweg glücklich macht

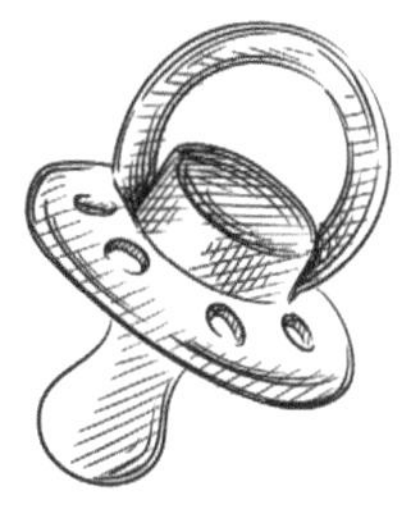

Schnuller oder nicht?

Die Angst vor dem Daumenlutschen

Häufig wird der Schnuller gewählt, weil Angst besteht, dass das Kind sonst den **Daumen** nimmt und dieser angeblich viel schwieriger abzugewöhnen sei als der Schnuller.

Navina berichtet aus eigener Erfahrung:

> *„Mein erstes Kind hat im Krankenhaus sehr schnell einen Nuckel in den Mund bekommen – ohne dass wir Eltern gefragt wurden. Diesen nutzte unser Kind tatsächlich gern, ließ ihn aber auch nach ein paar Monaten wieder von allein weg und fragte nie wieder danach. Ab dem zweiten Kind hatte keines unserer Kinder mehr einen Schnuller.*
>
> *Mitten im Studium der Bildungswissenschaften legte ich viele unterschiedliche Beobachtungsstudien nicht nur zu meinen Kindern aus reiner Neugierde an. Hierbei stellte ich zum Beispiel fest, dass eines meiner Kinder ab einem gewissen Lebensmonat ganz intensiv den Daumen nahm. Dies zog sich über viele Monate hin und natürlich kamen viele Hinweise von außen, was das alles für Folgen haben könnte. Ich beobachtete, wie mein Kind den Daumen ganz gezielt in den Mund nahm, als es sich überreizt fühlte. Es war gewohnt, meine Brust auch bekommen zu können, wenn es sie zur Beruhigung brauchte. Dieses Angebot bestand nach wie vor. Und trotzdem wählte es von sich aus den eigenen Daumen. Es hatte einen Weg gefunden, sich mit sich selbst zu beruhigen und aufzutanken.*
>
> *Was für eine Leistung! Weder die Geschwister noch wir Eltern haben einen Fokus auf dieses Verhalten gelegt. Es war einfach in Ordnung, ohne dass es besonders Beachtung fand. Interessanterweise war dieses Daumenlutschen genauso plötzlich verschwunden, wie es begann. Nun musste scheinbar kein Daumen mehr benutzt werden, um sich zu beruhigen oder mit einem Thema klarzukommen. Beim kleinen Bruder war es ganz anders. Dieser wählte den Daumen nur, um während der Zahnungsprozesse eine Hilfe zu haben. Während*

seine Geschwister in dieser Zeit meine Brust oder ein Zahnholz bevorzugten, war der eigene Daumen hier das ideale Hilfsmittel. Am Daumen nuckelten über kurze Zeit und nur in speziellen Situationen nur zwei von sechs Kindern, eines nahm stattdessen den Nuckel."

Das führt uns dazu zu fragen, was Nuckeln für die Körpererfahrung insgesamt bedeutet. Und hier wird es sehr spannend. Wir schauen ein Stück zurück: In die Phase der ersten Zellteilungen kurz nach der Befruchtung.

Die erste **Öffnung**, die sich bildet, wird zur Nabelschnur. Ihre Funktion steht deutlich für einen Austausch: Abgeben und Aufnehmen ist für Mutter und Kind essentiell. Die Nabelschnur ist das Bindeglied zwischen Mutter und Kind.

Bereits im nächsten Schritt der Zellteilungsprozesse entwickeln sich drei lebensbezeichnende Teile: Mund, Herz und Anus. Auch hier spiegelt sich Aufnehmen und Abgeben wieder. Der Mund nimmt mit der Nahrung auf und der Anus gibt ab. Mit Voranschreiten der Entwicklung des kleinen Wesens können wir beobachten, wie es die Bewegung des Mundes ist, welche die ganze Wirbelsäule in Bewegung versetzt. Der Mund bewegt sich Richtung Brust und koordiniert das genaue Andocken; das Umherschauen, bis sich das ganze Kind von Rücken- in Bauchlage dreht; die Orientierung im weiteren Raum, ihn zu erobern, sich aufzurichten und laufen zu lernen. Stets leitet Mund-Kopfrotation die Bewegung und Entwicklung ein.

Betrachten wir unserer Stimme, wird noch eines bewusst: Der Mund kann nicht nur aufnehmen, er kann auch abgeben, ausdrücken. Der Mund ist, frisch geboren, hochsensibel in seiner Empfindung. (Dies wird auch als orale Phase in der Entwicklungspsychologie beschrieben.) Er ist dafür angelegt, das Leben sofort in der nächsten Stufe genüsslich in neuer Art zu kosten: Nach dem kräftezehrenden Geburtskampf durch bedrohliche Enge schafft die erste Nahrungsaufnahme über den Mund Sicherheit. Ein Urbedürfnis wird gestillt.

Noch eine ganze Weile ist die sensible Mundregion die, die die Welt im Wesentlichen aufnimmt, erlebbar (schmackhaft) macht. Bereits in diesem frühen Alter können Bauchschmerzen zeigen, was zu viel aufgenommen wurde (im übertragenen Sinne, wie z.B. Überreizung) und nicht gut abgegeben werden kann. Gibt es nun hier eine Stauung, versucht der Mund dies wieder abzugeben: Es wird geschrien oder – eher bei größeren Kindern – auch mal gebrochen.

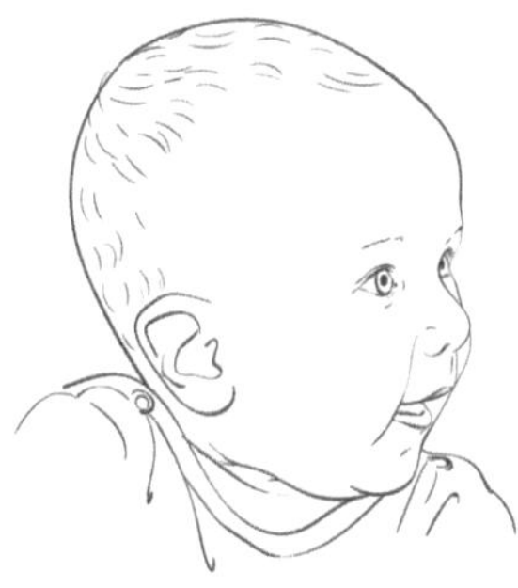

In Anbetracht dessen ist die Frage, was es für Folgen haben kann, wenn in diese hochsensible Mundpartie gefühllos gegriffen wird, was vor allem bei intervenierten Geburt und Kaiserschnitt der Fall ist? Mit Schläuchen unsanft abgesaugt, das Stillen so früh wie möglich im Kreißsaal eingefordert, vielleicht sogar erzwungen, ... Welche Auswirkungen kann das haben?

Rechts ist nicht gleich links und andere Stillkuriositäten

Es ist ganz normal, dass die eine Brustseite besser stillt als die andere. Und auch, dass dein Baby die eine Seite im Gegensatz zur anderen bevorzugt trinkt und abfragt. Es darf dich also beruhigen, falls dir so etwas auffällt: Es ist völlig in Ordnung.

Viele Frauen haben leicht **unterschiedliche Brüste**, die sich nun deutlicher ausprägen können. Das erschreckt dich vielleicht. Über lange Zeit gesehen kann so ein offensichtlicher Unterschied von rechter und linker Brust entstehen. In dem Fall kannst du versuchen, die Seite, die kleiner ist, mehr zu fordern: Lege dein Kind hier öfter an. Und auch wenn es lustig klingen mag: Rede mit deinen Brüsten. Frage sie, warum sie sich unterschiedlich zeigen und diesen Unterschied immer größer darstellen wollen.

Die Brust gilt als das Organ, das die nächste Generation versorgt. Gibt es irgendwo seelische Sorgen in der Familie oder nahestehende Freunde/Bekannte? Vielleicht auch ältere Sorgen, die schon gar nicht mehr richtig in Erinnerung sind? Eventuell ist die Seite der Brust für dich ein Hinweis: Die rechte Seite steht eher für den männlichen Familienanteil oder auch für deine eigenen männliche Seite, deine Macherseite. Während die linke Brust eher für den weiblichen Familienanteil steht, als auch für dich selbst als Frau, deine intuitive Seite.

Fühl doch mal rein, was es damit auf sich haben kann. Auch im Falle eines Milchstaus kannst du so zu Hinweisen kommen, um Probleme zu entdecken, die dir vielleicht gerade gar nicht ins Auge stechen, sich aber in deiner Brust bemerkbar machen. Sobald du sie erkennst, kannst du sie kurz ansehen, und dann erlaube dir, sie loszulassen. Schicke sie einfach weg. Sag, dass es reicht.

Und ja, auch mit nur einer Brust kann gestillt werden. Verschiedene Gründe können dazu führen, dass nur eine Seite gestillt werden kann. Lass dir nicht einreden, das ginge nicht. So, wie nicht jede Seite automatisch gleich viel Milch produzieren muss, so kann auch nur eine Seite die gesamte Nachfrage ausreichend decken.

Zudem kann die Brust unterscheiden, wer trinkt. Im Falle vom Tandemstillen, aber auch, wenn andere Kinder mitgestillt werden. Dies scheint über den **Speichel** als Informationsgeber geregelt zu werden. Der Speichel des Kindes übermittelt den Nährbedarf und die Brust stellt diesen so zur Verfügung.

Ebenso ist es mit den Jahreszeiten. Die Menge und der Inhalt der Milch setzen sich nämlich nicht nur entsprechend der Entwicklung des Kindes zusammen, sondern berücksichtigen auch die Jahreszeit. Hier sind zum Beispiel die Fett- und Wasseranteile unterschiedlich. Generell ist es üblich, im Sommer häufig anzulegen, um den Flüssigkeitsbedarf ausreichend zu decken. Zusätzliche Flüssigkeit ist für Babys (bis zu ungefähr einem Jahr) nicht nur unnötig, sondern kann sogar schädlich sein, da die Ausleitung von Flüssigkeiten außer der Muttermilch noch nicht ausreichend funktioniert. Bist du dir unsicher, wende dich vertrauensvoll an eine Stillberaterin.

Vatergeburt

Für dich als Mann war die Phase der Schwangerschaft von außen erlebbar, während deine Partnerin alles auch innerlich spüren und so ein anderes Vertrauensverhältnis wachsen konnte. Warst du bei der Geburt dabei, vielleicht zum ersten Mal, flog dir wahrscheinlich plötzlich eine Welt voller Urkräfte entgegen.

Aber auch wenn du nicht bei der Geburt dabei warst, bist du nun in die Rolle des Vaters geboren. Die Anwesenheit von Männern unter der Geburt ist in unserer Gesellschaft noch recht neu, in einigen wenigen Kulturen der Erde aber traditionell. Die festen Arbeiten um die Geburt und vor allem in der Zeit des Wochenbettes hingegen hatten schon immer Bestand.

In der Zeit der Kleinfamilien wandelt sich das Bild etwas mehr ins Extreme. Während früher fast immer Frauen Frauen im Wochenbett umsorgt haben – die Mär von der Frau, die nach der Geburt gleich wieder aufs Feld zum Arbeiten ging, stimmt kaum –, ist nun häufig der Einsatz des Mannes gefragt. Und es spricht für eine Wertschätzung der geleisteten Arbeit, die deine Frau gerade vollzogen hat, dass du dir als Mann an einigen Punkten nicht zu schade bist, Arbeiten zu übernehmen, die sonst vielleicht nicht in dein Ressort fallen. Oder dass du dafür sorgst, dass eine weitere Person dies übernehmen kann. So habt ihr beide Zeit, um euch mit den nun neuen Rollen vertraut zu machen.

Du als Mann sicherst in der Zeit des Wochenbettes den Rahmen, um eine stressfreie Umgebung zu schaffen, so dass sich Mutter und Kind – und auch du – ohne unnötige Komplikationen von der Geburt erholen, heilen und kennenlernen können. Diese Aufgabe ist manchmal mit einem Ironman-Wettkampf vergleichbar: Du weißt nicht, welches Wetter dich erwartet oder welche Strapazen hinter der nächsten Kurve noch auf dich zukommen werden. Das Einzige, was zählt, ist, mit eisernem Willen – und bestenfalls mit guter Laune und Stolz – die Herausforderung bis zum Ziel durchzuhalten. Am Ende leuchtet die beste Belohnung, die es im Leben gibt: sich selbst erfolgreich durch eine Extremsituation manövriert zu haben und über sich selbst hinausgewachsen zu sein.

Vater sein ist mehr als nur Mannsein. Vater sein ist mehr als nur Partnersein. Es bedeutet, bereit zu sein, die eigene Stärke in den Dienst anderer zu stellen und zu erfahren, dass die größten Strapazen am Ende fast immer das größte Glück bedeuten. Es bedeutet, erlebt zu haben, wie klein man eigentlich ist und sich trotzdem darauf verlassen kann, dass man zur rechten Zeit alles Nötige aus sich herausholen kann. Das Leben mit Kind wird dich diese Erkenntnis noch viele Male auf ganz unterschiedliche Art und Weise lehren.

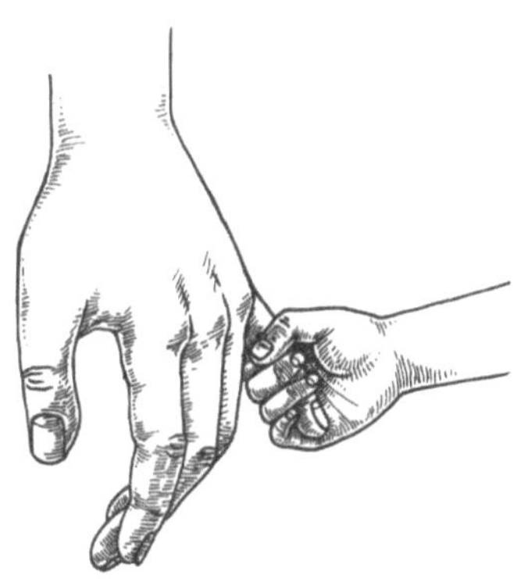

Windelfrei – Dein Baby kommt mit Gebrauchsanweisung zur Welt

Das Wochenbett ist eine Zeit der Initiation – eine Zeit, in der nach einer Grenzüberschreitung die damit neu geborenen Rollen verankert werden. Wie es nach der Prüfung zum Führerschein einige Zeit an Fahrpraxis braucht, um sich an diese neue Selbstverantwortung zu gewöhnen, ist die Phase des Wochenbettes die Zeit, in der sämtliche Grundlagen für ein weiteres Miteinander gelegt und gefestigt werden. Je bewusster du dir das machst, desto einfacher wirst du später auch durch schwierige Phasen manövrieren können. Je intensiver du dir hier die Zeit genommen hast, um die mitgebrachte Gebrauchsanleitung zu studieren, desto selbstsicherer kannst du später auch in unterschiedlichen Situationen reagieren.

In vielen Regionen der Welt war es einst und in manchen ist es bis heute noch so, dass die Mutter völlig selbstverständlich für diejenige gehalten wird, die immer weiß, was mit ihrem Kind ist. In unserer Gesellschaft braucht es dafür eine gehörige Portion Selbstvertrauen.

Je mehr du das Wochenbett nutzt, um dich und dein Kind kennenzulernen, desto selbstsicherer wirst du dies vertreten können. Lass deine **Intuition** dein Taktgeber sein. Mutter und Kind sind von Natur aus so miteinander verbunden, dass eine gesunde Intuition dafür sorgt, dass die nächste Generation sich gesund entwickelt.

Windelfrei kann solch ein Basic darstellen. Es ist weder eine neue Erfindung noch etwas Unnatürliches. Genau genommen ist es die natürlichste Sache der Welt. Babys kommen mit verschiedenen Reflexen zur Welt. Einer davon ist eine Art Schutzfunktion. Sie sorgt dafür, das eigene Nest nicht zu beschmutzen. Kurz bevor das Kind „loslässt", verändert sich in ihm etwas: Sei es die Körperspannung, der Augenausdruck o.Ä. Zudem wird es in der Regel nörgelig, wenn man nicht auf diese Veränderung eingeht. Kinder, die in der Nacht anscheinend grundlos schimpfen, sagen vielleicht einfach nur: „Ich muss mal" Oder: „Ich habe losgelassen und möchte, dass es weggemacht wird."

Dieser Reflex wird ungefähr mit einem halben Jahr eingestellt, wenn man ihn ignoriert. Im Wochenbett aber ist noch alles möglich: Das Ausprobieren von windelfrei im Wochenbett soll daher auf keinen Fall einen neuen Dogmatismus hervorrufen. Es geht um das Sammeln gemeinsamer Erfahrungen. Oder besser: darum, sich wirklich kennenzulernen. Sollte es nicht klappen, dann ist es eben später oder gar nicht dran.

Nimmt man sich im Wochenbett – oder kurz danach – Zeit, die Signale seines Kindes zu spüren, kann das zu einer tiefen Sicherheit im Umgang mit dem Kind führen. Am einfachsten geht dies, wenn man sein Kind tatsächlich einige Tage in direktem Hautkontakt und einfach ohne weitere Windel bei sich hat. Ein, zwei Moltontücher locker um den Po gelegt, reichen zum Auffangen der noch kleinen Mengen Urin und ab und an etwas Babykacka. Auf der einen Seite ein Eimer neben dem Lager, um die nassen Tücher darin zu sammeln, die den Fehlversuchen zum Opfer fallen. Auf der anderen Seite einen großen Stapel frischer Tücher.

Zudem sollte man sich in dieser Versuchsphase von keiner äußeren Sache ablenken lassen. Die Zeichen, die das Kind sendet, sind minimal. Aber widmet man sich ihm kurze Zeit intensiv, dann kann man lernen, sie wahrzunehmen und darauf zu reagieren. Das Baby wird also nicht konditioniert. Es braucht nur die sofortige Reaktion des Abhaltens, wenn es sagt, dass es muss. Denn dann muss es wirklich **JETZT!** *Daher sollte man einfach direkt ein Töpfchen oder eine Schale griffbereit haben, die gleich unter den Babypopo geschoben werden kann.*

Das wirklich Tolle an dieser Methode ist, dass die sofortige Rückmeldung zeigt, dass man sein Kind verstanden hat: Man nimmt sein Zeichen wahr, hält es ab und es lässt los. Natürlich entwickelt sich der Rhythmus mit dem Wachsen des Kindes weiter, verändert sich. Das erfordert immer wieder die bewusste Aufmerksamkeit. Es gibt Phasen, da klappt es besser, und solche, die sind wie verhext. Schön ist, dass diese Methode auch Väter im intuitiven Umgang mit ihrem Kind schult. Und durchaus auch größere Geschwister.

Egal, ob diese Methode etwas für dich ist: Sie auszuprobieren gleicht einer Erforschung der eigenen Wahrnehmung und kann interessante Erkenntnisse zu Tage fördern. Sie setzt gezielt an, worum es im Wochenbett geht: Sich bewusst für einen gewissen Zeitrahmen intensiv miteinander beschäftigen und alles andere ausblenden. Nur so kann ein intensives Studium der neuen Gegebenheiten stattfinden: Das Entziffern der **Gebrauchsanweisung** deines Kindes.

Wenn du dir hier am Anfang eurer gemeinsamen Zeit diesen Spielraum einräumst, baut alles andere selbstsicher aufeinander auf. Hier legst du den Grundstein für dein Mütterwissen, welches mit jeder Erfahrung wächst. Viele große Wirtschaftsunternehmen fordern genau die Kompetenzen für den idealen Mitarbeiter, die du jetzt ganz automatisch durch dein Kind lernst – wenn du bereit bist, diese Erfahrungen als essenzielle Lernvorgänge anzunehmen. Und wenn du bereit bist, vor allem diesem kostbaren Anfang die besten Startbedingungen zu gönnen, die es geben kann: Zeit und Aufmerksamkeit.

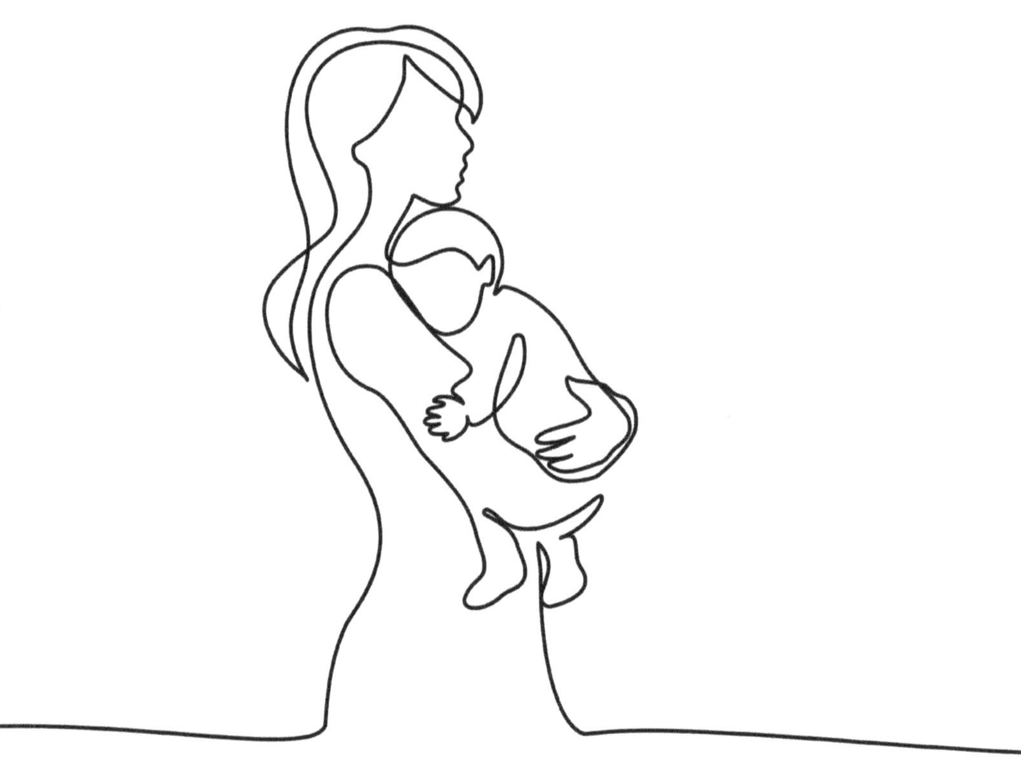

Aus der Partnerschaft in die Partnerschaft: Hintergründe und Möglichkeiten

Nicht selten werden beide Eltern von den plötzlichen Wetterwechseln der weiblichen Gefühlswelt nach der Geburt eiskalt erwischt. Das große Glück wurde geboren, ihr beide wurdet in die Elternschaft erhoben, euch durchströmte Freude, unfassbares Staunen, vielleicht auch ein ganzer Cocktail an Gefühlen, die gar nicht zu beschreiben sind. Und nun, einige Tage danach, fahren die weiblichen Gefühle und Stimmungen plötzlich wieder Achterbahn. Möglicherweise noch schlimmer als in der Schwangerschaft.

Dies bedeutet für viele Paare eine zusätzliche Belastungsprobe. In einer Zeit, in der wir es gewohnt sind, dass vieles nach gewissen Richtlinien verläuft, verkennen wir, dass wir uns häufig an künstlichen Vorgaben orientieren. Archaische Prozesse wie Schwangerschaft, Geburt und auch das Wochenbett verlaufen ebenso nach **Mustern**, nach in sich logischen Konzepten. Diese Logik erschließt sich allerdings nicht unbedingt intellektuell, sondern eher intuitiv.

Das Wochenbett passt nicht in unsere schnelllebige Zeit. Es unterwirft sich ihr nicht, wie auch die Geburt es nicht tut. Wenn wir uns das nicht klarmachen, schaffen wir Probleme. Je weiter wir mit der Zeit vorangehen und nicht unserer Intuition trauen, desto deutlicher werden Körper und Seele. Ein Milchstau war vielleicht ein Zeichen von zu viel Stress, Unterleibsschmerzen vielleicht der Ruf nach Aufmerksamkeit und Zuneigung. Die meisten Paarprobleme junger Eltern sind ein Gegenbild unserer nicht wahrgenommenen eigenen inneren Stimme.

Das Wochenbett passt noch weniger in unsere angestrebte Erwartungshaltung als die Schwangerschaft. Es zwingt uns buchstäblich dazu, nach innen zu hören und uns klar zu positionieren. Im Idealfall ist dies bereits vor der Geburt geschehen. Sonst aber ist die Zeit des Wochenbettes eine hervorragende Phase, um sich als Paar völlig ungeschminkt neu begegnen zu lernen. Kaum eine andere Lebensphase trainiert Männer mehr, emotionalen Druck über ungewisse Zeitintervalle auszuhalten. Es fordert auf, immer wieder bewusst in die Paarebene hineinzugehen und sich selbst zu reflektieren.

Wie bei allen archaischen Prozessen gilt: **Zeit** ist der zentrale Faktor. Zeit schafft Gelassenheit und lässt Vertrauen wachsen. Vertrauen in sich als Mann, Frau, Partner und Partnerin, in das Gefühl, Vater und Mutter zu sein. Je mehr jeder einzelne Partner sein eigenes Vertrauen wachsen lässt, desto mehr Raum kann er dem anderen geben. Und gleichzeitig Halt und Zuversicht. Genau das sind die Punkte, die dazu führen können, dass Mann und Frau nicht einfach „nur" Vater und Mutter werden, sondern in eine ganz neue Qualität der Partnerschaft eintreten können.

Wenn diese Zeit wie ein neues Kennenlernen auch für die Partnerschaft gesehen wird, ist das nur folgerichtig. Jeder muss sich dafür erst einmal wieder selbst neu kennenlernen. Es kann Spaß machen, sich gemeinsam neu zu entdecken. Für sich selbst und für den anderen. Es kann hilfreich sein, über die häufig damit einhergehende Verunsicherung zu reden. Es kann spannend sein, wie ein Detektiv herauszufinden, ob neu entdeckte Dinge schon immer da waren und erst jetzt zum Vorschein kommen, oder ob sie tatsächlich erst jetzt geboren wurden.

Genauso wie es sinnvoll ist, sich bewusst Zeit für die Rückbildung zu nehmen, lohnt es, sich bewusst Zeit zu nehmen, einander Gutes zu tun. Den Fokus auf Berührungen zu legen, die Nähe vermitteln und nun ein weiteres Familienmitglied mit einschließen.

Darf das Kind dazwischenliegen?
Wie fühlt ihr euch als Partner damit?
Wie ist es, wenn die Brust nun als Nahrungsstelle für unser Kind gilt?

Wenn du gut in deinem Leben angebunden bist, sind dies keine Fragen, die großartig Raum in dir einnehmen werden. Aber den meisten Eltern kommen diese Fragen und häufig trauen sie sich nicht, diese zu kommunizieren. Das schafft Probleme, die keine sein müssten. Es sind Fragen, die etwas in uns wachrufen. Denn die Partnerschaft wird dadurch angenehm erwachsen und bildet eine gesunde Basis, um sich bald ganz neu und lustvoll einander begegnen zu können und zu wollen. Wann das sein wird, entscheidet allein ihr.

Sich Zeit für Gespräche und Austausch zu nehmen, ist wichtig. Es kann nötig sein, diese Zeit bewusst zu planen, weil sich notwendige Alltagserledigungen leicht in den Vordergrund drängen. Macht euch deutlich: Ihr seid das tragende Fundament. Alles andere kann warten.

Vielleicht kann jemand mit den schon älteren Geschwisterkindern einen Ausflug machen oder einen Spaziergang mit eurem frischen Familienzuwachs und ihr nehmt euch ein paar Minuten Gesprächszeit. Oder Zeit, um euch einfach nur in die Augen zu sehen, so ein neues Band zu knüpfen und es stark werden zu lassen. Es kann auch eine Umarmung sein, die ein paar Minuten hält und aus sich heraus ihre heilende Wirkung entfaltet.

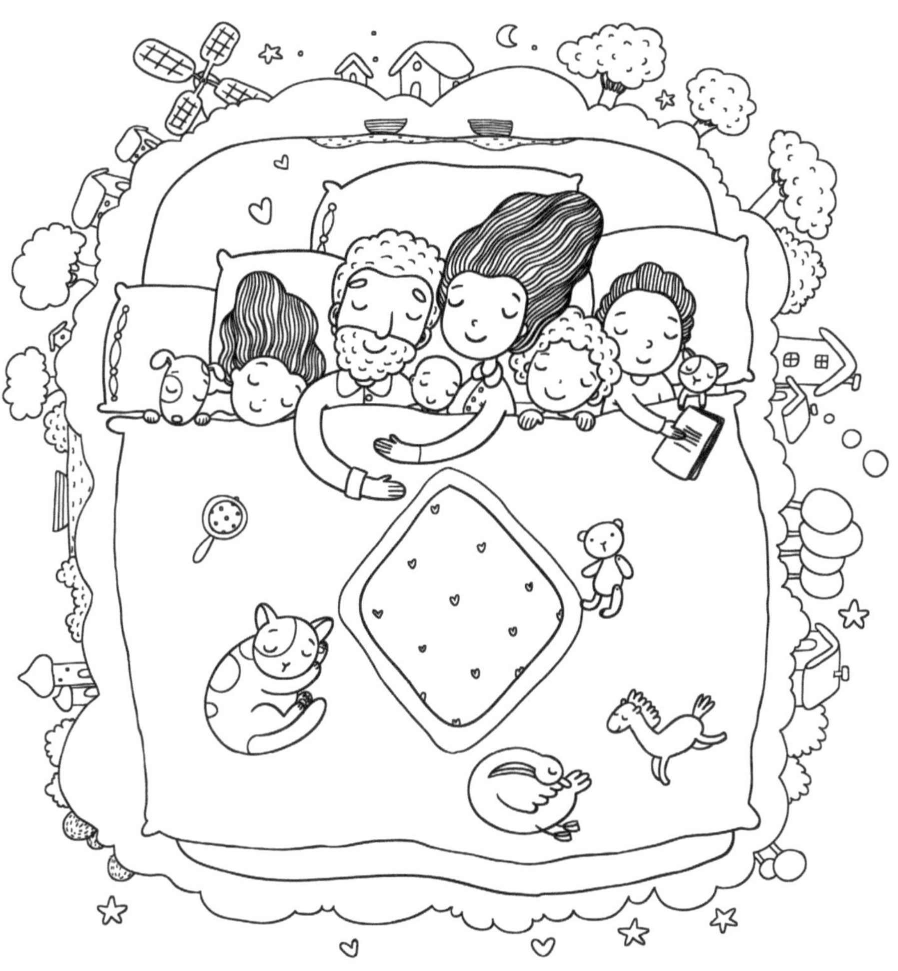

Kinder wachsen miteinander – Geschwister

Gibt es schon große Geschwister, können diese im Wochenbett eine enorme Hilfe sein. Und wenn sie das auch sein dürfen, dann entwickeln sich viel weniger Probleme, als wenn sie ständig zur Seite genommen werden, weil man Angst hat, ihnen zu viel zuzumuten oder meint, sie könnten gewisse Dinge noch nicht. Dadurch kann sich ein Bruder oder Schwester zu seinem neuen Geschwister schnell in Konkurrenz gesetzt fühlen. Daraus resultierende Konkurrenzkämpfe können das Wochenbett unglaublich schwierig werden lassen und unnötig verletzend wirken.

Jedes Kind nimmt die **Ankunft** eines neuen Geschwisterchens anders auf. Die meisten Probleme werden von den Eltern erzeugt, die in ihrer Gefühlswelt unsicher sind und dadurch nicht klar kommunizieren. Setze dich selbst mit dem Loslassen auseinander, um ein klares Gefühl in dir zu erzeugen und damit du nicht den Kindern diese Entscheidung überträgst. Denn irgendjemand muss die Wahl des Loslassens treffen, wenn ein neues Familienmitglied Platz haben soll. Entlasse ruhig bewusst das bis jetzt jüngste Kind in die nächste Position und traue ihm diese wohlwollend zu. Ohne Angst, es dadurch ganz zu verlieren.

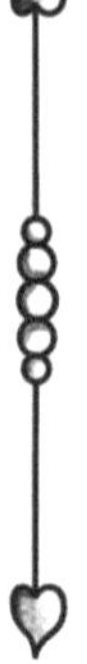

Jeder braucht seinen ganz eigenen Platz im Familiengefüge. Wird eine Position neu besetzt, was bei einer Geburt durch ein neues Familienmitglied automatisch geschieht, muss dieser Platz geräumt werden und die anderen Familienmitglieder müssen sich mit ihrer neuen Position vertraut machen. Das ist im Falle der Eltern so und im Falle der Kinder. Ihr habt es alle einfacher, wenn du – vielleicht mit Wehmut – dein bis jetzt jüngstes Kind loslässt und ihm den neuen Raum zugestehst. Anderenfalls übernimmt das dein Kind, denn der von ihm bis jetzt besetzte Platz ist nun mal neu vergeben. Dies führt zu innerem Druck im Kind, welchen es selbst nicht einordnen kann. Es kann sich nur an gewissen Stellen ausdrücken.

Machst du dir selbst deutlich, dass durch ein neues Familienmitglied vorerst zwar deine Aufmerksamkeit, nicht aber deine Liebe weniger wird für das größere Kind, kommt das genau richtig beim großen Bruder oder bei der großen Schwester an. Das ältere Geschwister wird sich in seiner neuen

Position schnell einleben können. Geschwister können im Stolz, Dinge mit anzupacken und sich richtig groß zu fühlen, sehr viel kompensieren. So wachsen sie in ihre neue Rolle und zweifeln nicht an der Zuneigung ihrer Eltern. Auch sie profitieren von einem guten Bonding. Gemeinsames Kuscheln, in Mamas Arm liegen, während auf der anderen Seite euer Baby gestillt wird, es dabei über den Kopf streicheln dürfen – all das führt zu einem vertrauten Miteinander, weil es den anderen nicht ausschließt.

Das Familienbett ist ein weiterer Faktor, der Geschwisterkinder sehr einfach integriert. Je älter die Großen sind, desto seltener wird es vorkommen, dass sie nochmal in dieses zurückkehren. Vielleicht tun sie es nur kurz, um sich an das Miteinander zu erinnern und sich zu vergewissern, dass es jetzt nur geringfügig anders ist. Jüngere Geschwisterkinder hingegen haben die Chance festzustellen, dass sie gar nicht vertrieben, sondern nur die Plätze neu aufgeteilt werden. Im Schlaf regenerieren wir, ohne den anderen außer Acht zu lassen. Dein Baby passt sich so deinem Herzschlag an und du schulst deinen Instinkt, um auch nachts sicher auf alle Signale deines Kindes eingehen zu können. Gleiches findet beim Papa statt, schläft er mit im Familienbett. Und auch bei den Geschwistern. Die Instinkte können hervorragend davon profitieren, wenn dies regelmäßig der Fall ist Umarmungen fallen in unserer Zeit oft sehr kurz und spärlich aus. Im Schlaf oder beim Zubettbringen kann dies ein wenig ausgeglichen werden. Eine schöne Faustregel: Jede Umarmung macht ein wenig heil.

Die Investition in die Vergrößerung des Schlafplatzes kann für alle Familienmitglieder wesentlich sinnvoller sein als in ein Kinderzimmer oder ein Babybett, welches noch lange nicht wirklich gebraucht wird. Vielleicht tut es auch einfach eine große Matratze, die für eine gewisse Zeit auf dem Boden im Wohnzimmer Platz findet. Hier kannst du dir eine gemütliche Stätte während des Wochenbettes einrichten und dich verwöhnen lassen. Auch von den Geschwistern, die genügend Platz zum Kuscheln finden. Schläft das jüngste Familienmitglied, kannst du vom Rand aus ohne große Bewegungen mit deinen Kindern basteln, spielen, vorlesen, Hausaufgaben machen etc. Umgedreht können Geschwister hier ohne große Umstände mit dem kleinen Wesen Kontakt aufnehmen und du kannst sie mit kleinen, altersgerechten Hilfsaufträgen stolz machen: Lass dir ein Brot schmieren, den Rücken kraulen, Babysachen aus dem Schrank holen, frische Windeln oder das Töpfchen reichen, ein Glas zu trinken geben, mal einen Moment auf das Baby aufpassen, wenn Mama zum Klo muss usw. Das erleichtert auch dir im Wochenbett Vieles.

Mama muss an die frische Luft!

Wenn du es ein paar Tage brav im Wochenbett ausgehalten hast, bist du unglaublich vorbildlich. Natürlich wirst du schon in der Wohnung einiges gemacht haben. Aber die meisten Frauen gehen bereits nach den ersten Tagen Dinge erledigen wie Einkaufen oder mit dem Hund raus, was durchaus gut und gerne andere übernehmen können und sollen.

Frische Luft tut gut und ist gesund. Vom Sonnenlicht, welches sein kostbares Vitamin D schenkt und ganz wesentlich die Stimmung hebt, mal ganz abgesehen. Egal, wann dir im Wochenbett danach ist: Gönne dir den Umständen entsprechend kleine Spaziergänge. Wenn das schon in den ersten Tagen dein Wunsch ist, nimm dir eine gute Begleitung mit, die dich im Notfall stützen kann, sollte die frische Luft dir doch den Boden unter den Füßen wegziehen. Vor allen Frauen, die sehr schnell wieder fit auf den Beinen sind, bekommen häufig etwas später die Antwort von ihrem Körper, dass es doch noch zu früh oder zu viel war.

 *Also gilt die Regel: Genuss mit Obacht auf sich selbst.*

Spüre genau in deinen Beckenboden hinein, wie gut er schon mit den Schritten umgehen kann. Benutze ruhig die Idee, ab und zu deinen Beckenboden ganz bewusst bei dem einen oder anderen Schritt in dich hineinzuziehen, als würdest du nötig müssen und nicht gleich ein Klo finden. Das geht auch gut im Gehen oder Sitzen auf einer Parkbank.

Wenn du dein Kind selbst dabei hast, ist das Tragetuch oder eine Trage von Vorteil, da ihr nach wie vor ganz dicht beieinander seid, das Kind also die völlig fremde Welt in Urvertrauen erfahren kann – dein Herzschlag an seinem Ohr, dein Puls von seinem Körper spürbar, dein Geruch direkt um seine Nase und die sichere Nahrungsquelle in Riechweite: Kein Grund zur Sorge also. Diese Beförderungsvariante ist zudem beckenbodenschonend. Lass dir von einer Trageberaterin in deiner Nähe das richtige Binden oder Anlegen von Trage und/oder Tragetuch zeigen.

Jeder kleine Frischluftausflug kann im Wochenbett für deinen Körper schnell einer Abenteuerreise gleichen: ein kleines aufregendes Highlight im Alltag und sehr schnell mal ungewohnt anstrengend. Achte gut auf dich und darauf, was dein Körper dir sagt.

Männergedanken – Wenn das Geburtserlebnis die Lust auf Sex beeinflusst

Das Dabeisein unter der Geburt ist für Männer geschichtlich betrachtet recht neu. Nicht selten ist es heute üblich, dass Männer die Geburt begleiten, ohne es wirklich 100 Prozent aus sich selbst heraus zu wollen. In einigen Fällen ist das anschließend ein Problem: Der Mann kommt nicht über die Bilder der Geburt hinweg und kann sich sexuell nicht mehr so gut auf seine Partnerin einlassen. Häufig legen sich die Probleme mit der Zeit, wenn die Bilder anfangen zu verblassen. Doch leider finden solche möglichen Folgen im Vorhinein zu selten Beachtung.

Stellt man im Nachhinein fest, mit dem Erlebten nicht klarzukommen, bleibt nur noch, sich diesem Problem zu stellen und nicht herumzudrucksen. Was zählt, ist das Wollen beider Partner. Viele Männer schämen sich für solche Vorstellungen, einige grölen munter über ihre Probleme und verletzen dabei häufig nicht nur ihre Partnerin.

Nach schweren Geburten kann das Gefühlsleben des Mannes einen erheblichen Einfluss auf die Libido haben. Vielleicht hat er sich unter der Geburt ohnmächtig gefühlt, erlebt, dass alles aus dem Ruder lief und er die Mutter seines Kindes nicht beschützen konnte vor Übergriffen oder Situationen, die plötzlich ganz anders entschieden werden mussten. Möglicherweise sind diese Spuren immer noch aktuell und fordern jeden Tag ihren Tribut. Der Mann ist in diesem Moment aus seinem Mannsein gefallen. Das kann seine Lust auf Sex, aber auch seine Standfestigkeit deutlich beeinflussen.

Auch hier hilft es, das Geburtsgeschehen aufzuarbeiten. Im Idealfall mit der Partnerin zusammen. Die anfänglichen Hemmungen und Bedenken sind nachvollziehbar. Bleibt jedoch alles im Dunkeln, führt das zu einem unausgesprochenen Gefühl der Schuld im Raum, welches einem schleichenden Tod der Beziehung gleichkommt. Gemeinsame Zeit, über alles immer und immer wieder zu reden, ist ein wichtiger erster Schritt. Respektvolle Gespräche führen zu Verständnis für die Wahrnehmung des anderen. Und wenn es etwas mehr braucht, sollte Mann es sich wert sein, professionelle Hilfsangebote in Anspruch zu nehmen.

Rechtliches und Finanzielles

Das Wochenbett ist rechtlich abgesichert. Acht Wochen nach Geburt zählt in Deutschland und Österreich der sogenannte **Mutterschutz**. Er verlängert sich bei Frühgeburten um die Verkürzung der Mutterschutzzeit vor der Geburt. Bei niedrigem Geburtsgewicht von unter 2500 Gramm, bei Mehrlingsgeburten und nach der Geburt behinderter Kinder verlängert sich diese Zeit auf zwölf Wochen. In Österreich ist dies auch nach einem Kaiserschnitt der Fall.

Unterstützungen wie unter Umständen eine Haushaltshilfe und Hebamme sind gesetzlich verankert und werden von der Krankenkasse bezahlt. Dies gilt auch im Falle einer stillen Geburt! Verzichte in diesem Fall nicht auf die rechtlichen Möglichkeiten, sondern schaffe dir und vielleicht euch als Familie Raum. Die Unterstützung im Haushalt – und ist sie auch nur für eine überschaubar geringe Zeit – kann gerade jetzt wichtiges Durchatmen für dich und euch bedeuten.

Eine Hebamme steht dir über das Wochenbett hinaus so lange zu, wie du stillst. Dieses Recht ist keine Pflicht. Du nutzt, was du brauchst. Ist dir deine Hebamme zu viel, darfst du die Termine auch weiter auseinanderlegen oder sie absagen. Gib deiner Hebamme dafür eine freundliche, klare Rückmeldung. Sie wird dafür Verständnis haben.

Wie unter der Geburt ist auch jetzt ein vertrauensvolles Verhältnis wichtig. Wünschst du dir zwar Unterstützung von einer Hebamme, fühlst dich mit der von dir ausgewählten Hebamme aber unwohl, versuche eine andere zu finden. Dies kann passieren, wenn du erst spät eine Hebamme ausschließlich für die Nachsorge gewählt hast. Dadurch fehlt die Kennenlernzeit im Vorhinein. Da die Nachfrage nach Hebammen leider nicht völlig gedeckt werden kann, profitieren diejenigen, die schon recht früh in der Schwangerschaft diesen Punkt abgehakt haben. Denn jetzt macht sich deine Wahl bezahlt und kann über Trauer und Wohlbefinden im Wochenbett einen Unterschied wie Tag und Nacht bedeuten.

Einen Gynäkologen suchst du auf, sobald DU dir das wünschst. Bist du dir unsicher, befrage deine Hebamme oder besprich dich mit Freundinnen.

Stillberaterinnen und Emotionelle Erste Hilfe arbeiten entweder ehrenamtlich oder werden über verschiedene Träger und Einrichtungen oder die Krankenkasse finanziert. Trageberatung, Doula oder Wochenbettpflegerin hingegen arbeiten in unterschiedlichen Preiskategorien. Erkundige dich rechtzeitig, wie es bei dir in der Gegend tatsächlich gehandhabt wird und welche Möglichkeiten du in finanziellen Engpässen hast beziehungsweise ob du verhandeln kannst. Quäle dich nicht allein durch schwierige Phasen, nur weil es auf den ersten Blick so scheint, als wäre eine Unterstützung nicht realisierbar. Kämpfe nicht unbedingt selbst dafür, sondern lass dir von vertrauten Personen dabei helfen.

Das Wochenbett sollte dir auch finanziell etwas wert sein. Vielleicht brauchst du gar nicht so viele Geschenke, die jetzt von allen Seiten angeflogen kommen. Bitte doch stattdessen um Gutscheine – beispielsweise für eine Trageberatung – oder eine kleine Spardose, um dir etwas Gutes zu tun. Und selbst, wenn es „nur“ eine Massage oder eine neue Frisur ist: Dein Baby profitiert davon, wenn du dich wohlfühlst. Vieles andere ist in dieser Zeit Nebensache.

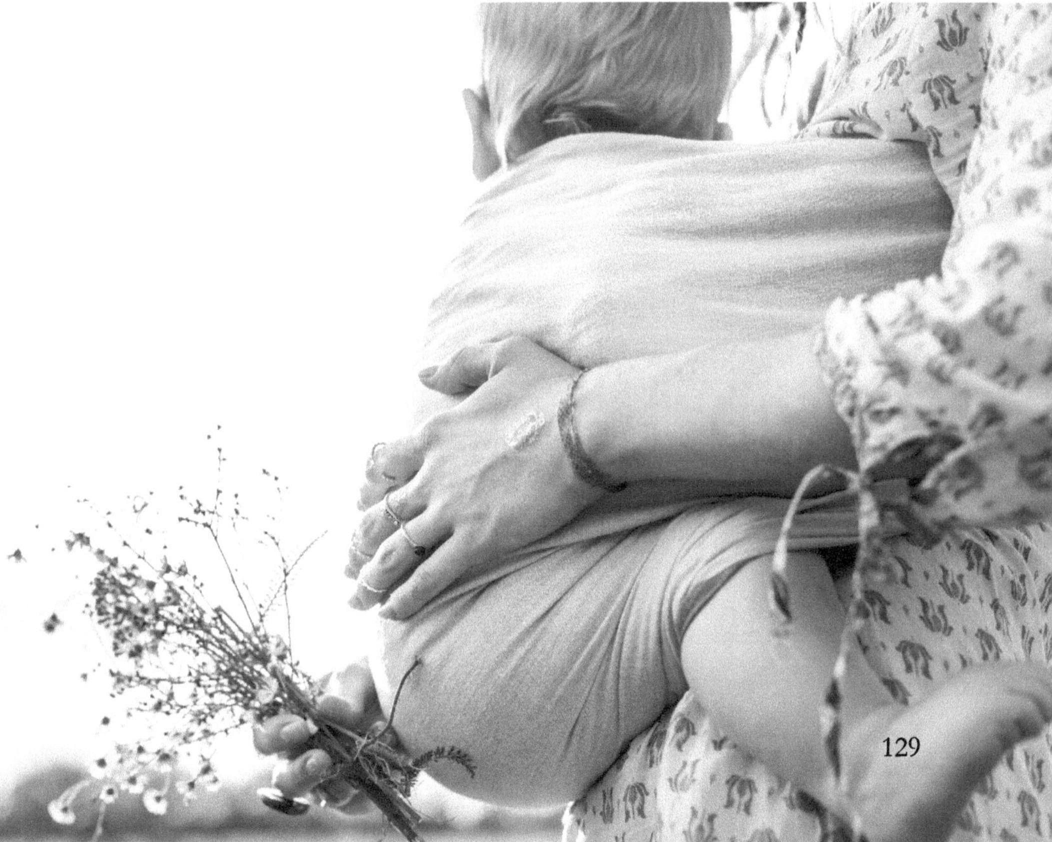

Checkliste: Wochenbett

Egal, wie deine Geburt war und unabhängig von sämtlichen kulturellen oder religiösen Hintergründen: Du und ihr als neue Familie könnt Einfluss darauf nehmen, wie die Wochenbettzeit verläuft, wie du dein Kind außerhalb des Bauches kennenlernst und wie ihr in eure neuen Rollen in der Familie hineinwachst.

Dazu ist es wichtig, sich sein persönliches Wochenbett genauso zu gestalten, dass Stress, ungute Gedanken und Gefühle, Druck und klassische gesellschaftliche Erwartungen von der frisch gewordenen Mama abgeschirmt oder von anderen liebevollen Menschen abgefangen werden.

Ähnlich einem Geburtsplan ist es sinnvoll, einen **Wochenbettplan** zu haben. Fülle ihn nach deinen Wünschen aus, ergänze ihn nach Herzenslust und spare nicht an Träumen. Denn die Rechnung ist sehr einfach: Je mehr du in den Anfang investierst (Zeit, Liebe, selbst als Mutter umsorgt werden ...), desto schneller kommst du zu Kräften, stabilisiert sich die Bindung und baut sich ein natürlich gleichberechtigtes Paarverhältnis in neuer Familienkonstellation auf.

Bist du alleinerziehend, ist es doppelt so wichtig, sich in dieser Zeit gut umsorgen zu lassen.

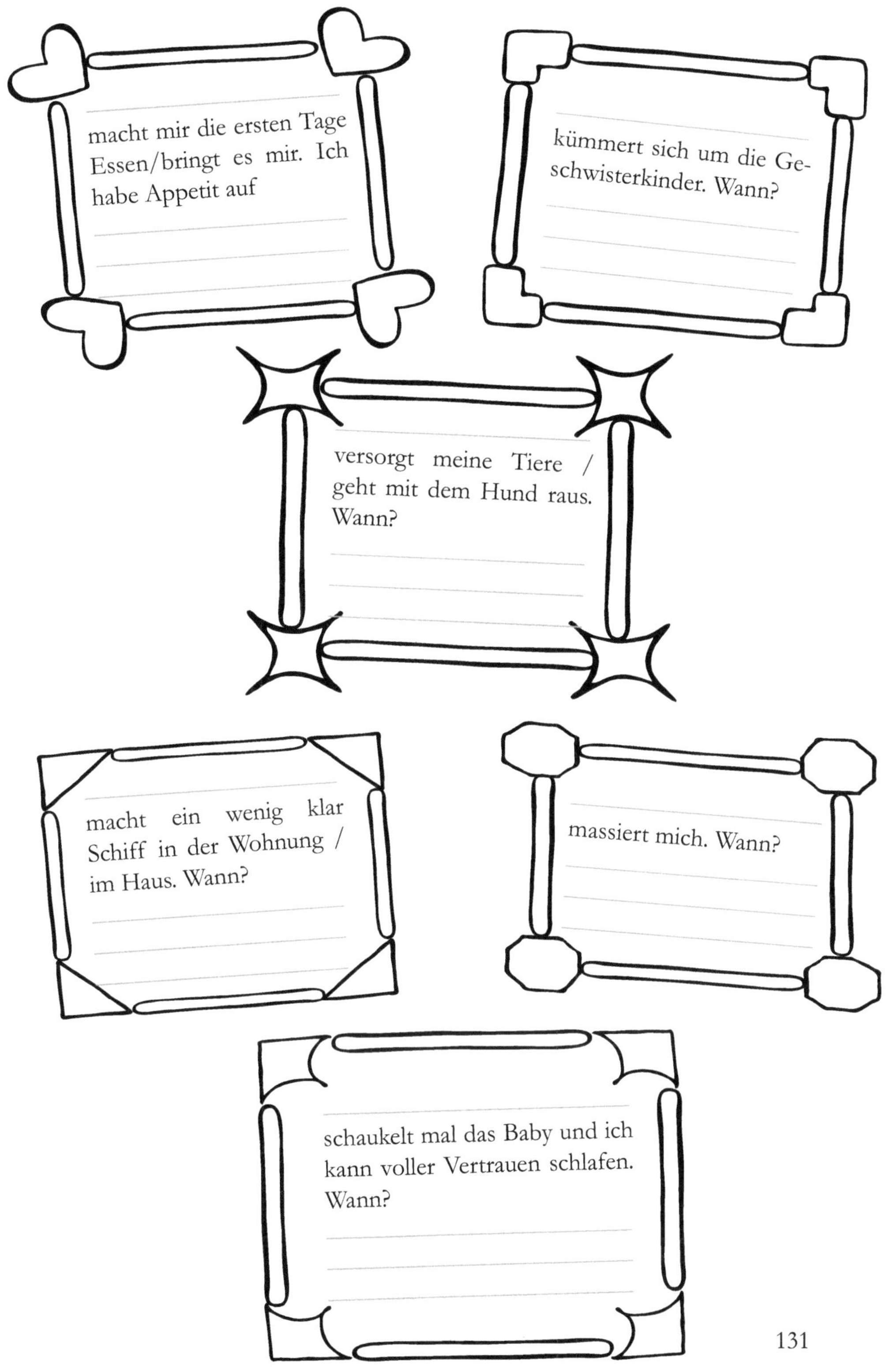
macht mir die ersten Tage Essen/bringt es mir. Ich habe Appetit auf
kümmert sich um die Geschwisterkinder. Wann?
versorgt meine Tiere / geht mit dem Hund raus. Wann?
macht ein wenig klar Schiff in der Wohnung / im Haus. Wann?
massiert mich. Wann?
schaukelt mal das Baby und ich kann voller Vertrauen schlafen. Wann?

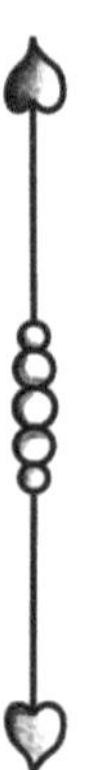

Einen Antrag bei der Krankenkasse für eine Haushaltshilfe stellen
Diese Möglichkeit sollten vor allem Alleinerziehende in Erwägung ziehen. Vollmacht für Unterlagen, wenn ich nicht selbst zu allen Ämtern gehen möchte oder kann, erhält

____

Tipp: Eine kurze, handschriftliche Vollmacht aufsetzen. Evtl. die Modalitäten vorher mit den jeweiligen Ämtern klären.

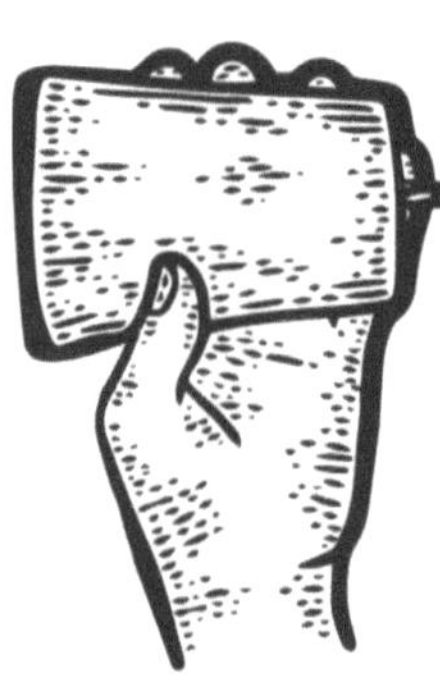

Telefonnummern

von Menschen, die ich mir im Wochenbett an meiner Seite wünsche und für alle möglichen Fälle

Freundin ______________________

Hebamme ______________________

Doula ______________________

Stillberaterin ______________________

Trageberaterin ______________________

Emotionelle Erste Hilfe ______________________

.... ______________________

.... ______________________

.... ______________________

Übung: Ein Brief an meine Gebärmutter

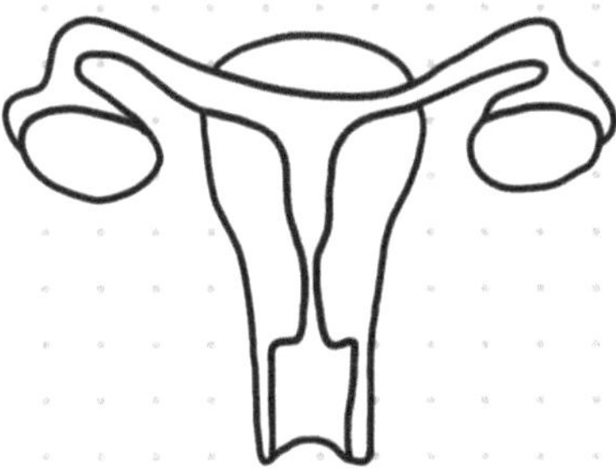

Meditation: Meine Gebärmutter

Vielleicht schläft dein Kind gerade oder jemand dir Vertrautes schaukelt es für ein paar Minuten. Suche dir auf jeden Fall eine Situation, in der du einen Augenblick für dich hast. Die großen Zeitfenster der eigenen Möglichkeiten sind sehr wahrscheinlich ab jetzt erstmal eine ganze Weile vorbei. Dafür gibt es viele kleine, manchmal auch nur klitzekleine.

Die Kunst, diese zu nutzen und schätzen zu lernen, kann das Überleben im Wochenbett und darüber hinaus enorm erleichtern. Das mache dir genau jetzt bewusst.

In einer für dich angenehmen Position lässt du alle Gedanken ziehen und bedankst dich bei diesem kleinen Moment, den du nur für dich hast. Lass dieses Bewusstsein deinen ganzen Körper durchströmen und sich in Freude und Dankbarkeit verwandeln.

Deine Atmung wird ruhig und tief und mit jedem Ausatmen lässt du noch mehr los, was dir gerade auf dem Herzen liegt. Und mit jedem Einatmen tankst du noch mehr Leichtigkeit. Du kannst dir einen Lichtstrahl vorstellen, den du einatmest und der sich in deinem ganzen Körper verteilt und Ruhe verbreitet.

Dein ganzer Körper fühlt sich jetzt leicht und schwer zugleich an. Warm umhüllt und sicher gehalten. Geborgenheit umgibt deinen Körper. Und Frieden und Vertrauen ist in ihm. Lasse dieses Gefühl einen Moment wirken. Verankere dich in deiner Wahrnehmung.

Dann leg deine Hände auf deinen Unterbauch, deine Fingerspitzen berühren deinen Venushügel. Jetzt liegen deine Hände genau auf deiner Gebärmutter. Lass diesen Gedanken bewusst Raum einnehmen. Du kannst deine Atmung nutzen, um jetzt den gedachten Lichtstrahl bis zu deiner Gebärmutter zu führen.

Sag ihr einfach danke. Für ihre Leistung, für ihr Dasein, ohne welches du niemals Mutter geworden wärst, und für ihre enorme Kraft, die auch

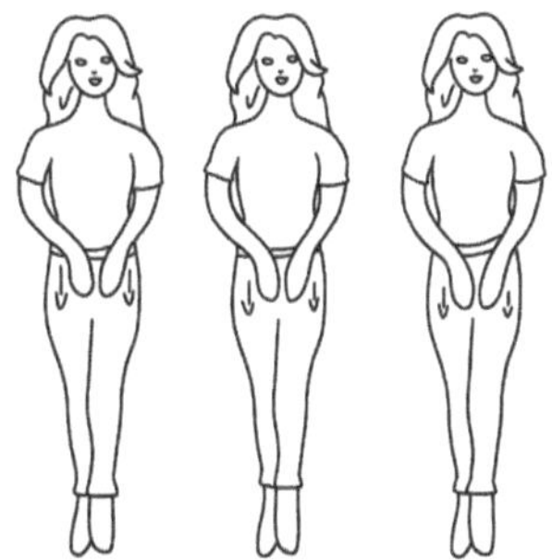

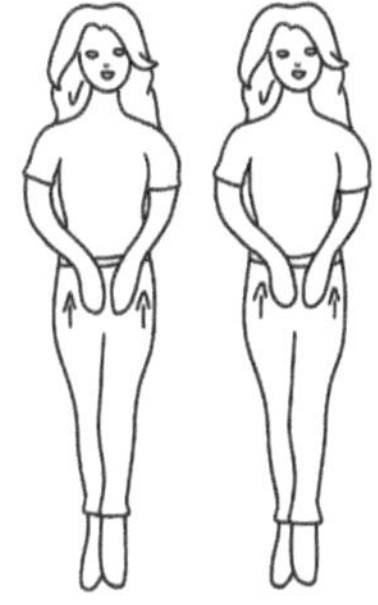

Das Verschieben ist von außen fast nicht sichtbar, da nur die unteren Muskelschichten verschoben werden.

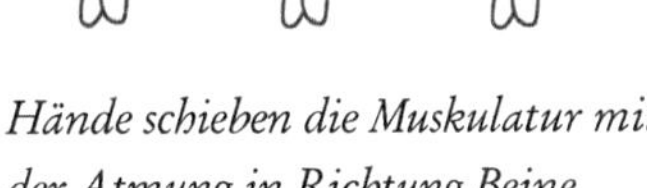

Hände schieben die Muskulatur mit der Atmung in Richtung Beine.

Hände schieben die Muskulatur wieder mit der Atmung in Richtung Brust.

dein Zentrum als Frau ist. Du kannst auch deine Gebärmutter bitten, mit dir ins Gespräch zu gehen. Als die Göttin in dir besitzt sie eine eigene Stimme und antwortet dir. Je nachdem, wie angebunden du zu dir als Urfrau bist, braucht es dafür unterschiedlich lange Zeit.

Du kannst ihr auch sagen, dass du ihr Zeit gibst, sich wieder zu erholen. So, wie du dir als Frau einige Momente Zeit nimmst, um dich von der Höchstleistung eurer Geburt zu erholen und in deine neue Rolle wächst.

Egal, ob du deine Gebärmutter als Göttin oder einfach als Organ ansiehst: Hier geht es darum, sich einmal bewusst zu machen, welche Leistung hinter den ganzen archaischen Prozessen steckt und diese einmal oder mehrmals, bewusst wertzuschätzen. Die Präzision, die die Natur hier in uns Frauen vollzieht – ein ganzes Leben wachsen lassen und zur Welt bringen –, ist unvorstellbar genial. Wenn wir anfangen, diese Prozesse kleinzureden, dann zollen wir dem Leben nicht den Respekt, der essenziell ist, um wirklich wertvoll zu leben und miteinander umzugehen. Dies wiederum hinterlässt Spuren. Es kann zum Beispiel sein, dass deine Gebärmutter dir ihre Traurigkeit ähnlich spiegelt, wie es dein Rücken macht, wenn du voller Sorge gekrümmt durch den Tag läufst.

Wenn euer Gespräch beendet ist, du deinen Dank ausgesprochen hast, dann verabschiede dich. Vielleicht, wie du es von einer guten Freundin tun würdest. Konzentriere dich wieder auf deinen Atemfluss und nimm mit jedem Atemzug deinen Körper wahr. Bis du schließlich die Augen aufmachst und dich in alle Himmelsrichtungen streckst. Bedanke dich nochmal bei den kostbaren Augenblicken ganz für dich allein und nimm das Gefühl wahr, welches jetzt in dir ist.

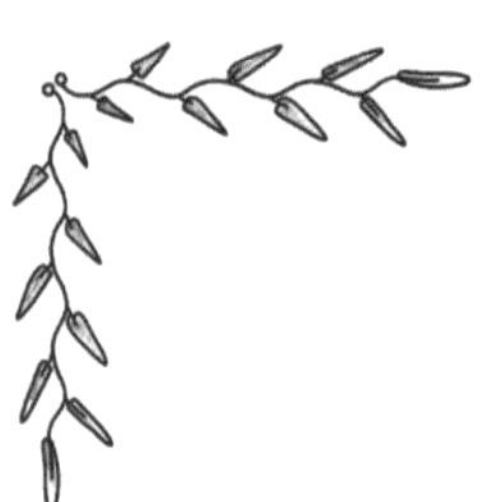

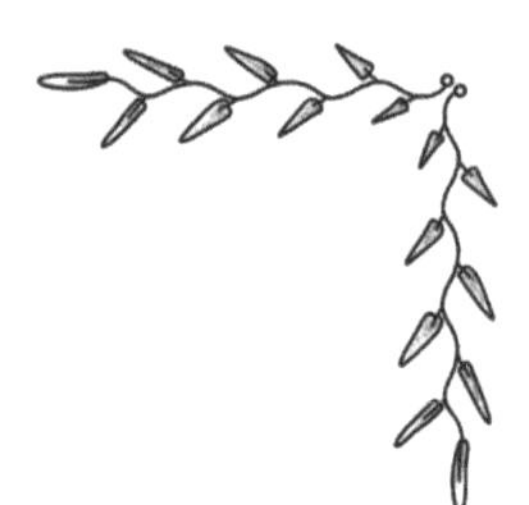

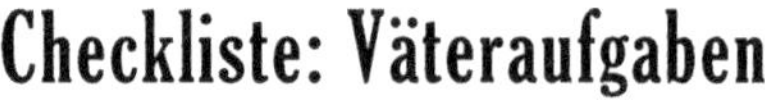

Checkliste: Väteraufgaben

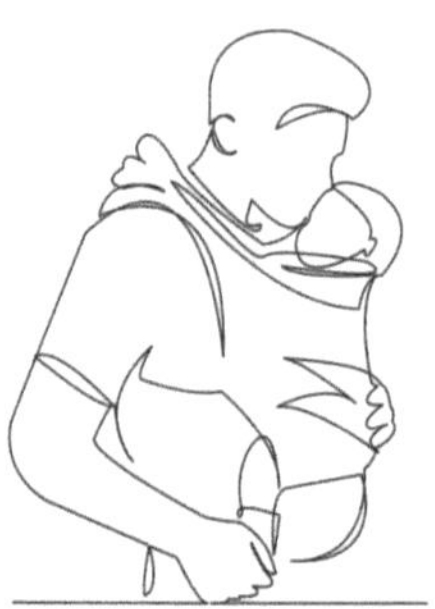

- regelmäßig für gesundes Essen sorgen, evtl. kochen
- massieren, streicheln
- bei Klogängen und Waschen helfen, wenn es anfangs noch recht wackelig auf den Beinen zugeht
- dafür sorgen, dass Besuch abgelehnt wird oder hilft, wenn er kommt
- ein Auge auf die Stimmung der frischgebackenen Mutter haben und rechtzeitig Hilfe – z.B. bei Hebamme, Stillberaterin, Doula oder Emotionelle Erste Hilfe – anfragen, wenn du das Gefühl hast, da stimmt was nicht (lieber einmal Fehlalarm, als warten, bis sich eine dicke Depression eingenistet hat)
- dich um dich selbst kümmern (Denn nur wenn du selbst in der Balance bist, kannst du dich gut um deine neue Familie kümmern.)
- dir Zeit nehmen, in deine neue Rolle zu wachsen und dich mit ihr vertraut zu machen
- aufpassen, dass du keine Wochenbettdepression entwickelst, denn auch Männer können das

Übung: Mein neues Ich als Vater

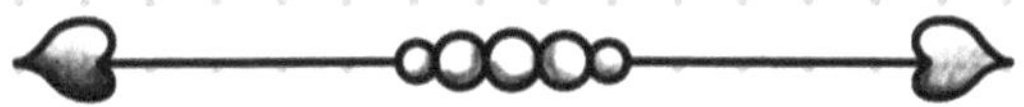

Das tut mir gut:

Diese Spuren der Geburt möchte ich aufarbeiten:

Das hat mich verändert und so geht es mir damit:

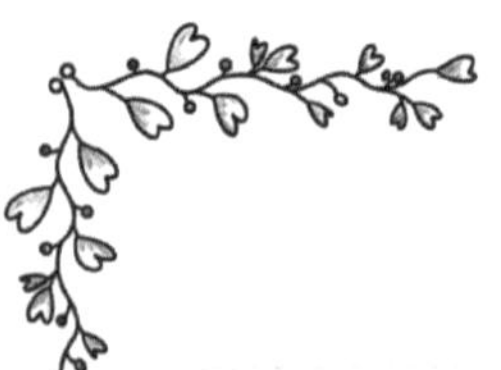

Checkliste: Was bin ich mir wert?

Was ich kann:

Was ich mir wert bin:

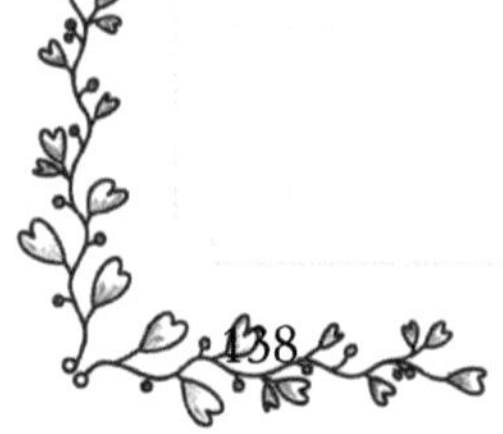

Das schätzen Freunde, Bekannte und Familie an mir –
zum Erinnern, wenn die Gefühlswelt mal holprig wird.

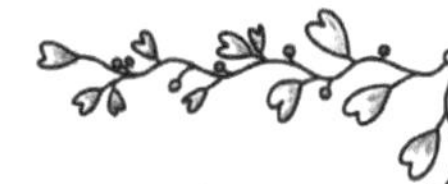

Gästebuch: Wertschätzende Worte anderer über mich

Name: ______________________________

Was du kannst: ______________________________

Und was du dir wert sein darfst: ______________________________

Name: ______________________________

Was du kannst: ______________________________

Und was du dir wert sein darfst: ______________________________

Name: ______________________________

Was du kannst: ______________________________

Und was du dir wert sein darfst: ______________________________

Name: ______________________________

Was du kannst: ______________________________

Und was du dir wert sein darfst: ______________________________

Name: ______________________________

Was du kannst: ______________________________

Und was du dir wert sein darfst: ______________________________

Übung: Mein Türschild

Herzlich willkommen, Wochenbettzeit.

Das kann draußen bleiben:

ungebetene Tipps und Ratschläge,

Das darf eintreten:

liebevolle Gedanken, ZuhörerInnen, Verständnis für Chaos und Heultage, helfende Hände mit schweigenden Mündern, Lieder und Humor, Ermutigungen und Lob,

Übung: Mein Stopp-Schild

Passe es deinen Wünschen und Bedürfnissen an und verändere es, mit deinem Wachsen im Wochenbett. Denn heute ist bestimmt anders als gestern und durchaus auch anders, als es morgen sein wird. Wetterwechsel in ganz unterschiedlichen Ausprägungen gehört zum Wochenbett.

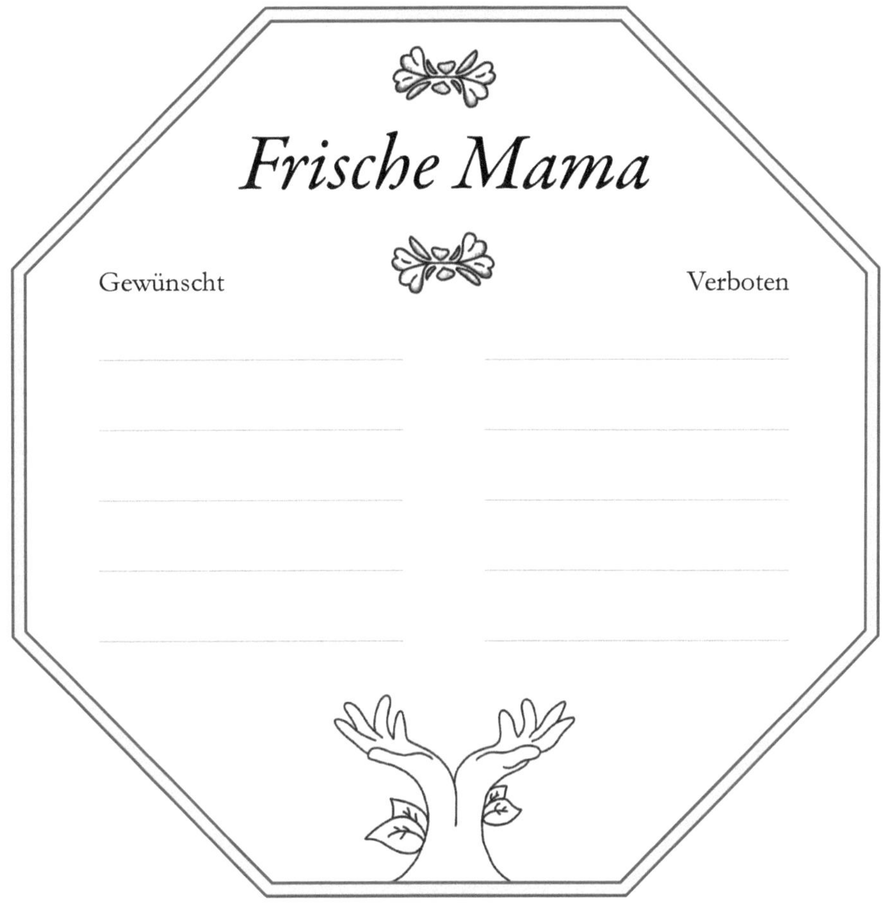

... Selbstliebe bedeutet auch, sich vor allem beim ersten Kind Zeit damit zu lassen, das Wort Mama für sich zu finden. Denn dieses Gefühl muss wachsen.

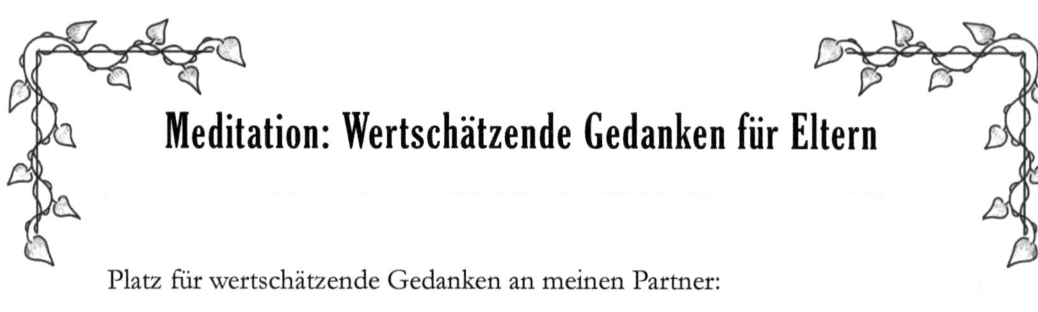

Meditation: Wertschätzende Gedanken für Eltern

Platz für wertschätzende Gedanken an meinen Partner:

Platz für wertschätzende Gedanken an meine Partnerin:

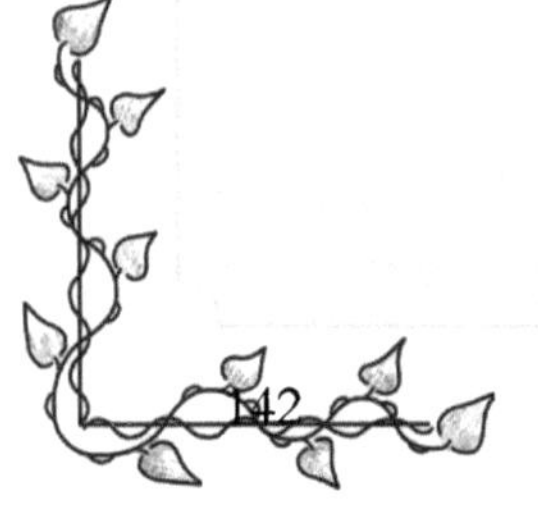

Übung: In körperlicher und geistiger Hinsicht

Mamabestform im Wochenbett

In unserer aufgeklärten Gesellschaft halten sich immer noch viele Mythen. Zum Beispiel, dass der Wochenfluss infektiös sei. Das ist falsch. Natürlich stammt er aus einer Wunde, die sich in dieser Zeit verschließt. Aber diese Wunde ist nicht durch eine Krankheit entstanden. Sie ist Zeichen eines sterilen natürlichen Heilungsprozesses. Die Entwicklung dieses Prozesses ist eng an deine Seelenebene gekoppelt. Darum ist es sinnvoll, sich in dieser Zeit auch mit seinem Inneren zu verbinden.

Der Körper versucht, wieder zusammenzukommen. Und die Seele auch. Von einer ganz weiten Öffnung, um zu Leben erhalten und ihm Platz zu geben, über das Loslassen – die Phase der Geburt – heißt es jetzt, wieder ins Schließen zu gehen. Das braucht Zeit und ist mit jedem Kind anders.

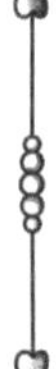

Hier greifen viele Aspekte präzise ineinander. Das Stillen hat Einfluss auf die Rückbildung und auf deine Stimmung. Deine dünnhäutige Wahrnehmung wiederum kann sehr schnell Stimmungen von außen aufnehmen, die sich ebenfalls in deinem Körper bemerkbar machen, die das Stillen und die Rückbildung beeinflussen können oder dich zum Heulen oder zum Lachen bringen können.

Darum ist es wichtig, Wochenbetthygiene nicht nur auf den Körper, sondern auch auf dich als Ganzes zu beziehen. Umgib dich mit Menschen, die dir gut tun, mit denen du auftanken kannst.

Gönn deinem Körper etwas Gutes, damit sich deine Seele wohlfühlt. Sich gut fühlen kann Tränen in ein Lachen wandeln.

Es können Kleinigkeiten sein.

- *Wenn dir danach ist, dass dir jemand mit einem warmen Lappen den* **Rücken** *im Wochenbett wäscht, dann ruf eine Freundin an und bitte sie darum.*

- *Wenn dir nach einer* **Fußmassage** *ist, dann gönne sie dir.*

- *Dir ist nach einem neuen* **Haarschnitt**? *Dein Seelenkostüm kann auch davon profitieren.*

- *Deine* **Brustwarzen** *haben kleine Risse, fühlen sich wund und keine Salbe hilft? Dann versuche doch einmal mit einer Rotlichtlampe, sie in der Heilung oder Regeneration zu unterstützen.*

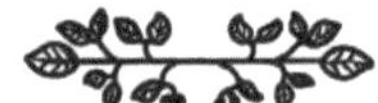

Alltagstipp: Tuchbindetechnik als Korsage

Dein Schwabbelbauch fühlt sich ungebraucht und leer an? Dann binde dir eine Art Korsage. Den Unterbauch mittels spezieller Techniken zu stützen ist in vielen Ländern verbreitet. Bei uns ist es aber leider kaum Usus. Dabei ist die Auswirkung auf das körperliche und seelische Empfinden sofort spürbar.

Probiere es einfach einmal aus. Es geht ganz leicht:

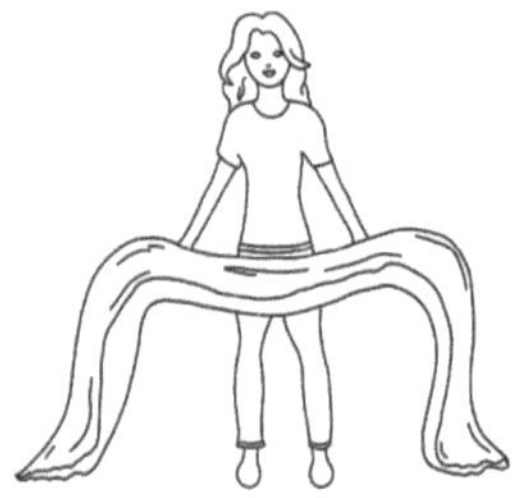

1. Tuch längs halb falten.

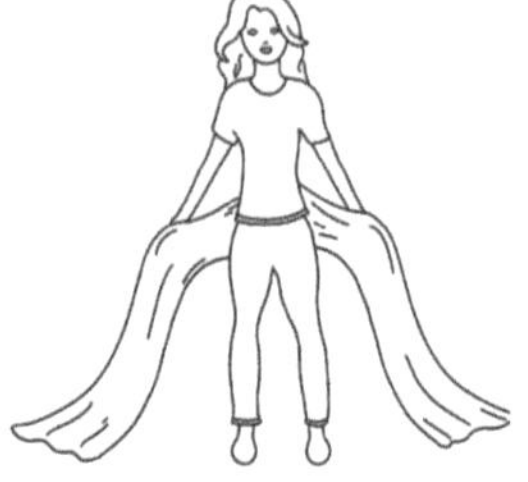

2. Halte das Tuch an der oberen Kante und lege es mittig von hinten um deine Taille.

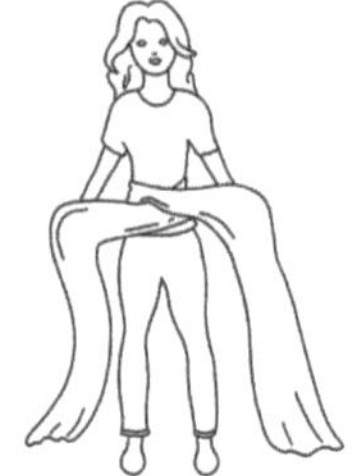

3. Mit leichtem Zug überkreuzt du nun die Tuchbahnen. Das Tuch legt sich breit um deine Taille.

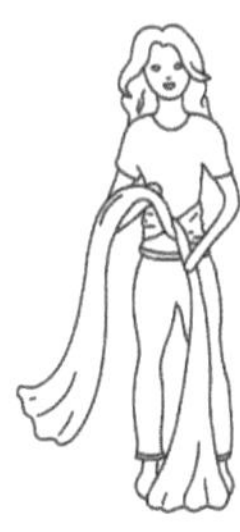

4. Halte den Zug und drehe kurz über deinem Bauchnabel die Tuchbahnen zweimal um sich selbst.

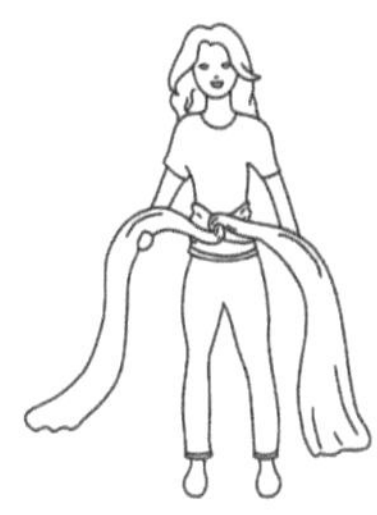

5. Greife wieder die oberen Kanten und führe sie unter leichten Zug nach hinten.

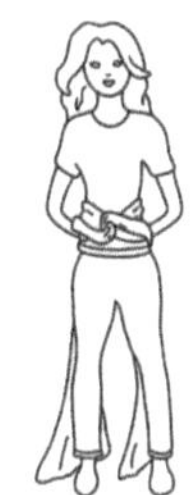

6. Überkreuze das Tuch hinter deinem Rücken und versuche, es weit fallen zu lassen, indem du die oberen Kanten greifst.

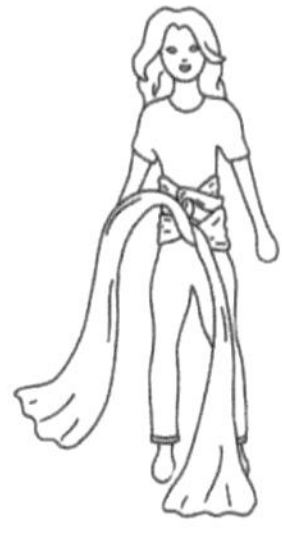

7. Führe es wieder nach vorn und drehe unter dem ersten Knoten erneut mit leichtem Zug zweimal.

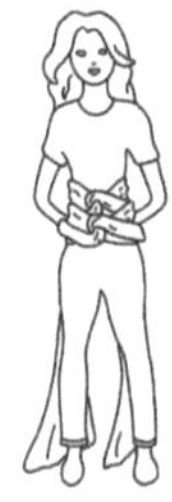

8. Führe das Tuch erneut nach hinten.

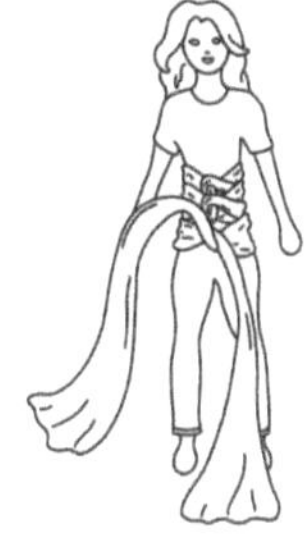

9. Dies wiederholst du noch einmal und schließt den Knoten. Die dritte Bahn sollte nun auch deine Hüften umhüllen. Der leichte Zug stützt alle Bereiche, die sonst von fester Muskulatur gestützt werden. Auch der Beckenboden profitiert davon.

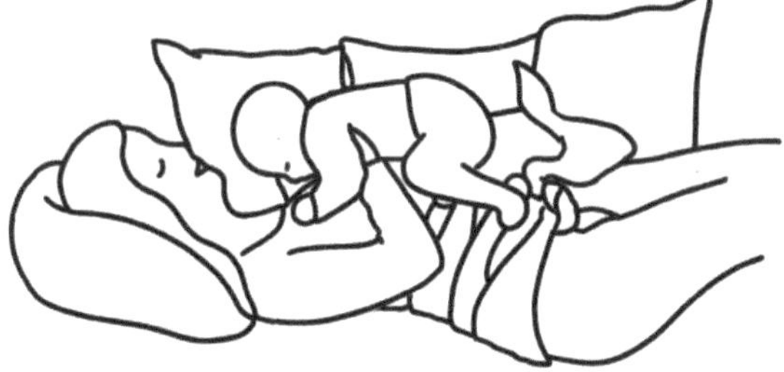

10. Seelisch fühlst du dich nun getragen und geborgen. Vorn kannst du gern noch ein warmes Kräuterkissen zwischen Bauch und Tuch packen.

Auch Kissen mit speziellen Füllungen und Kräutern wie Zirbenholzspäne, echter Steinklee oder Johanniskraut können hilfreich sein. Ursprünglich wurden mit verschiedenen Kräutern ganze Betten ausgestattet, um der Wöchnerin dadurch eine gute Zeit der Genesung zu ermöglichen.

Je nach Bedarf wurden Kräuter eingesetzt, die entweder die Wundheilung förderten und Infektionen vorbeugten, oder aber mehr auf das Gemüt wirkten. Hierzu kannst du fachkundige Menschen, evtl. deine Hebamme, befragen. In manchen Regionen war es üblich, Wöchnerinnen mit bestimmten Kräutern zu umwickeln und den Unterbauch somit in der Rückbildung aktiv zu unterstützen. In der Aromatherapie weiß man bereits sehr gut, wie effektiv ein guter Duft um uns Stimmung und Empfinden in uns beeinflussen kann.

Wenn kleine Risse und Narben vor allem beim Wasserlassen brennen, hilft ein Abtupfen mit klarem Wasser. Sollte dies brennen, ist eine isotonische Kochsalzlösung günstig. Die kannst du dir ganz einfach selbst herstellen: neun Gramm Salz auf einen Liter Wasser. Oder aber du lässt sie dir aus der Apotheke mitbringen.

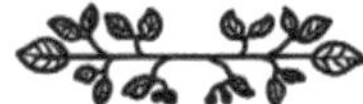

Alltagstipp: Dampfbad und Dampfhocke

Eine ideale Unterstützung ist das Dampfbad / die Dampfhocke. Diese Praxis tut unglaublich gut, auch wenn das manchmal während der Durchführung noch nicht spürbar ist. Aber sobald du anschließend aufstehst, merkst du die Wirkung. Warme Dämpfe mit Ringelblumen fördern die Wundheilung und durchbluten das beanspruchte Gewebe. Die Durchführung ist einfach und wohltuend ab dem ersten Tag nach der Geburt.

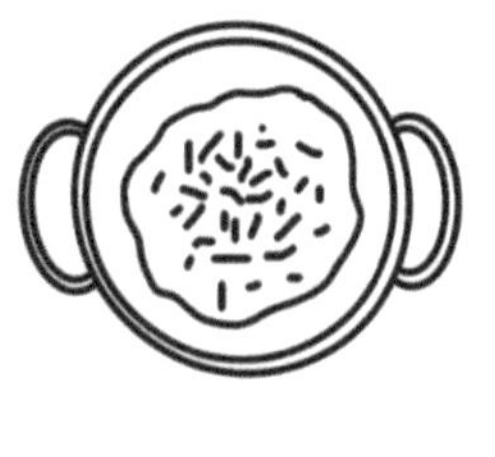

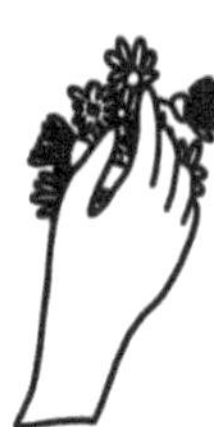

1. In einen Topf mit Wasser je eine Hand Heublumen und Ringelblumen füllen und gut aufkochen lassen.

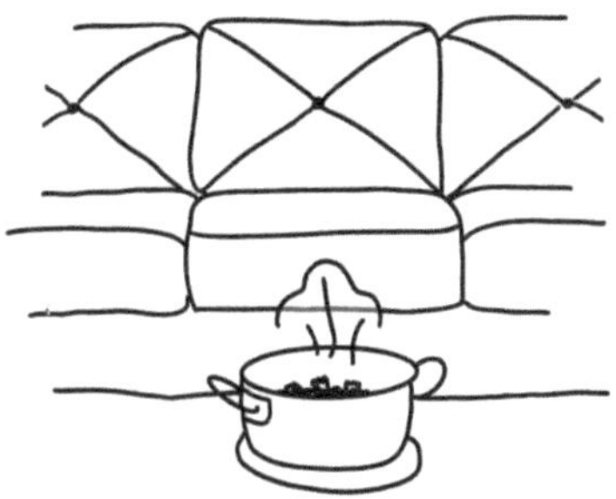

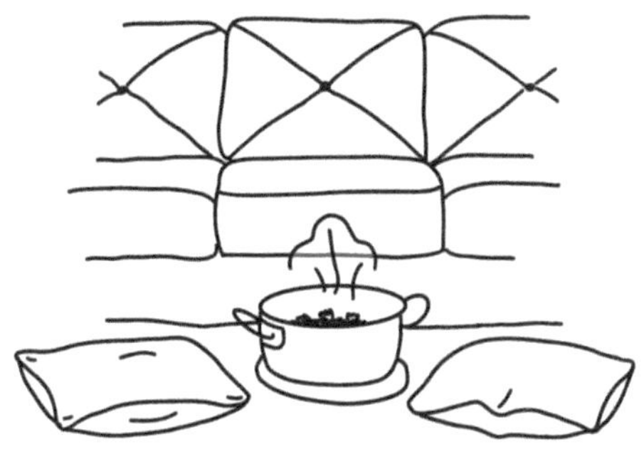

2. Mit einer hitzebeständigen Unterlage so auf den Boden stellen, dass du dich bequem darüber setzen kannst. Ein passender Platz wäre z.B. vor dem Sofa.

3. Wenn du rechts und links neben den Topf ein Kissen legst, schonst du deine Knie.

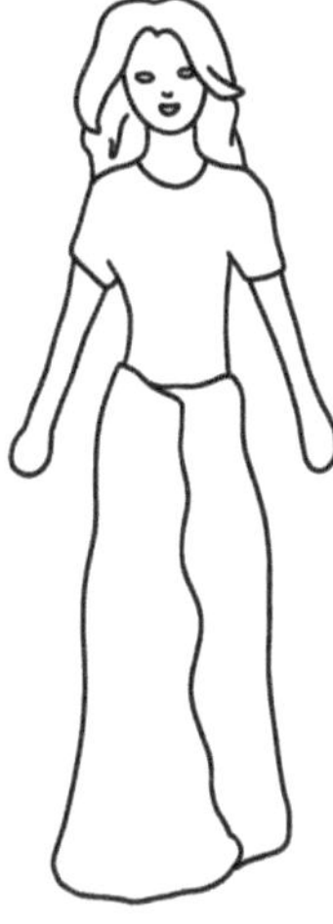

4. Mache deinen Unterkörper frei und umhülle dich mit einer Decke oder einem großen Handtuch.

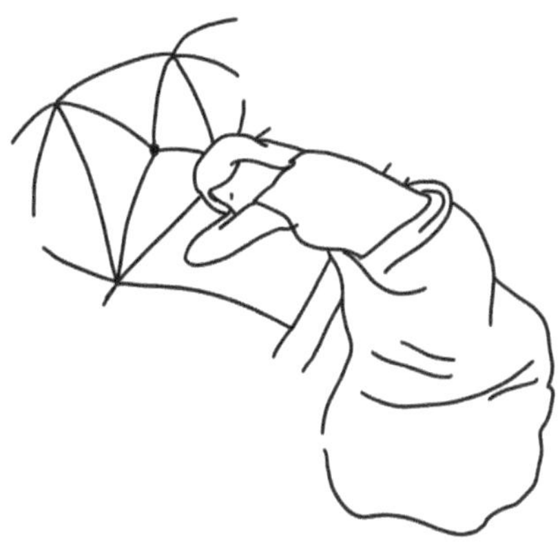

5. Knie dich auf die Kissen und achte darauf, dass du dich nicht am Topf oder heißen Dampf verbrennst. Die ätherischen Öle steigen nun mit dem Dampf auf und entfalten ihre wundheilende Wirkung. Entspanne bewusst ein paar Minuten. Rutsche mit den Knien nicht zu weit auseinander, da es den Beckenboden zu sehr anstrengt.

6. Wie lange und wie oft du solch ein Dampfbad machst, entscheidest du nach Lust und Laune.

Übung: Atem, Wärme und Atemrhythmus

Auch die eine und andere Übung kann helfen, deinen Körper Stück für Stück wieder zu fühlen und die Rückbildung zu unterstützen. Am Anfang ist weniger mehr. Dafür langsam und bewusst.

Du hast einen Moment Ruhe? Mach es dir im Liegen bequem, konzentriere dich auf deine Atmung und spüre, wie du mit jedem Atemzug mehr zur Ruhe kommst.

Dann legst du deine Hände auf deinen Unterbauch. Die Fingerspitzen berühren den Venushügel. Versuche, die Auflagefläche deiner Hände zu spüren. Sind deine Hände kalt, reibe sie ein paarmal gegeneinander. Diese Wärme allein kann schon wohltuend auf deinen Unterleib wirken, der vor Kurzem unglaublich anspruchsvoll gearbeitet hat.

Wenn du die Augen schließt, kannst du dich besser konzentrieren. Spüre mit deinen Händen deinen Atemrhythmus, wie sich der Bauch auf und ab bewegt. Deine Hände liegen ganz ruhig. Deine Atmung wird ruhig und wandert bis in den Bauch.

Die Bauchdecke hebt und senkt sich in diesem Rhythmus leicht. Lass deine Hände spüren, wie sich die Bewegung deiner Bauchmuskulatur dabei auch in Richtung Brust und zurück in Richtung Beine verschiebt.

Diese Bewegung beginnst du jetzt, langsam mit deinen Händen zu verstärken: Ganz langsam schieben sie die Bauchmuskeln nach oben in Richtung Lunge, wenn dein Atem diese Bewegung vorgibt. Und nach unten in Richtung Beine, wenn es in die andere Richtung geht. Übe dabei leichten Druck auf das Gewebe mit deiner ganzen Handfläche aus, so dass du auch die tieferen Schichten im Muskel erreichst.

Anfangs kann es sein, dass du gar nichts richtig spüren kannst, weil alles noch so locker ist. Nimm dir Zeit, deinen Körper neu wahrzunehmen.

Übung: Beckenboden nach oben ziehen

Je weiter die Rückbildung voranschreitet, desto leichter wird es, deinen Körper wieder zu fühlen. Versuche, zwischen den langsamen Bewegungen hin und wieder den Beckenboden in Richtung Bauchnabel zu ziehen. So in etwa, als würdest du das Pullern anhalten.

Hochziehen. Anhalten. Loslassen.

Auch das wird sich anfangs anfühlen, als würde sich da nichts tun. Gib deinem Körper und dir Zeit.

Auf jeden Fall kannst du so das ganze Gewebe bis hinein in die allerkleinsten, sehr wichtigen Muskelfasern unterstützen. Diese Übung kannst du vom ersten Tag nach der Geburt an machen. Sind einige Tage vergangen, wirst du merken, dass du deinen Beckenboden immer besser nach oben ziehen kannst. Deine Muskeln zeigen dir, dass sich diese klitzekleine Trainingseinheit bemerkbar macht.

Nun kannst du den Beckenboden versuchen, so weit in deinen Körper zu ziehen, bis du das Gefühl hast, er tackert sich an deinen Bauchnabel. Jetzt kannst du auch deine Oberschenkelmuskeln in die gleiche Richtung ziehen. Ganz automatisch arbeiten die Pomuskeln mit. Spanne sie nicht bewusst zusätzlich an. Allein diese kleine Steigerung kann dir am Anfang Muskelkater bereiten. Das sollte deshalb wirklich reichen für den Anfang. Langsam und bewusst.

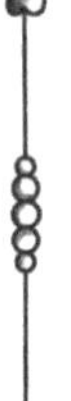

Die großen Bauchmuskeln brauchen Zeit, bis sie wieder zueinanderkommen. Erst dann – dies kann bei einigen Frauen viele Monate dauern – solltest du mit intensiverem Training beginnen. In Rückbildungskursen testen Hebammen in der Regel, wie weit die großen Bauchmuskeln noch voneinander entfernt sind. Ein zu frühes und falsches Training führt zu unangenehmen Komplikationen, die schwer rückgängig zu machen sind.

Übung: Fußkreisen

Konzentriere dich neben den oder statt der Bauchmuskulatur vielleicht einmal auf deine Füße. Versuche sie ganz bewusst zu kreisen.

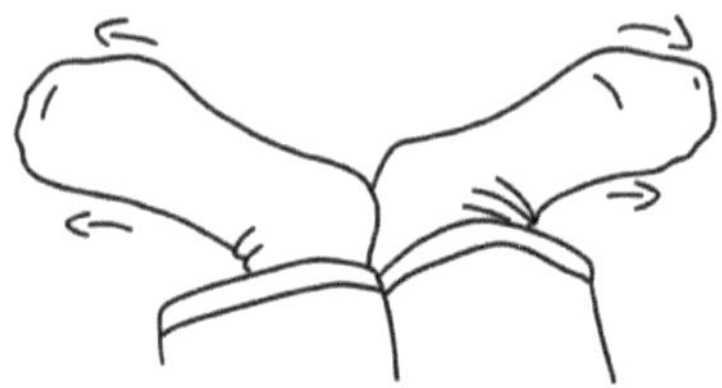

1. Sitze so gut es geht aufrecht. Ziehe vielleicht noch deinen Beckenboden in dich hinein, als würdest du das Pullern anhalten. Strecke deine Beine aus, schiebe die Fersen immer weiter weg von deinem Körper und die Zehenspitzen in Richtung Nase.

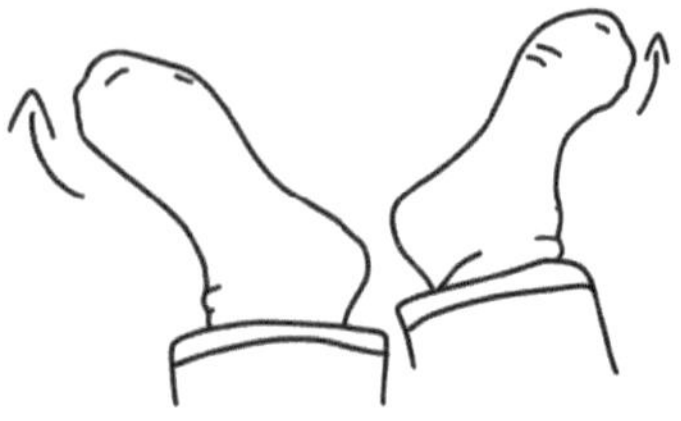

2. Drehe den Fuß so nach außen, als wolle der kleine Zeh den Boden berühren.

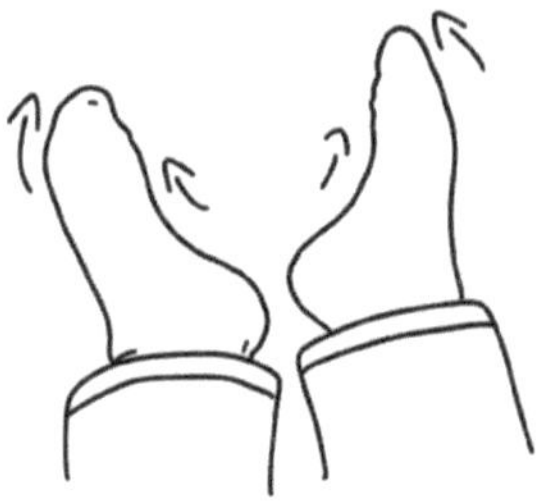

3. Jetzt möchte der Spann nach vorn und den Boden berühren. Die Zehen weigern sich noch und ziehen in Richtung Nase.

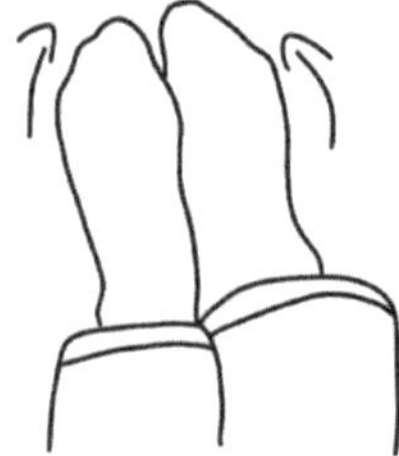

4. Dann folgen die Zehen in Richtung Boden nach vorn.

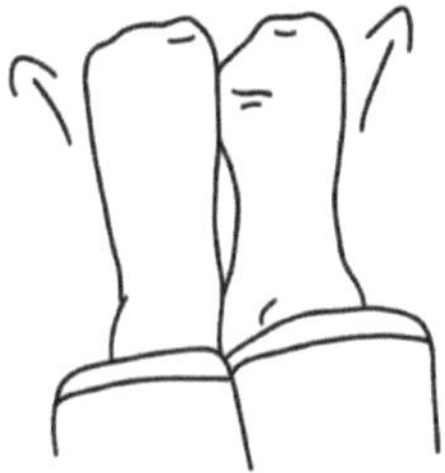

5. Der große Zeh kreist bis zur Mitte und begegnet dem anderen großen Zeh.

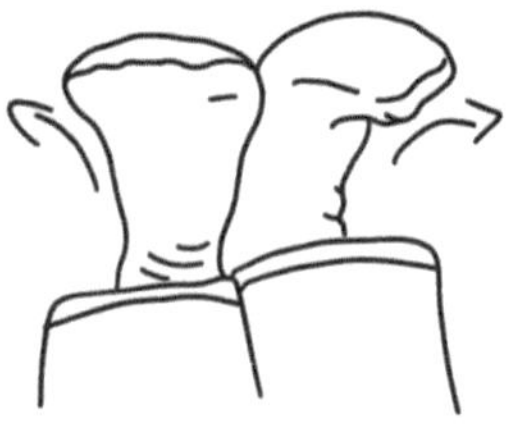

6. Der Spann möchte noch am Boden bleiben, die Zehen wollen aber wieder Richtung Nase.

7. Dann folgt der Spann und du kannst einen neuen Kreis beginnen. Oder kreist genau so – Stück für Stück – wieder zurück.

Übung: Oberkörper, Schultern und Arme

Achte auf deine Schultern und den Oberkörper. Hier gibt es ebenfalls ein paar gute Übungen, die dir helfen können, Verspannungen zu lockern, die sich im Wochenbett schnell einstellen.

Zudem wirkt ein sich immer mal wieder aufrichtender Oberkörper auch auf die Psyche: Wer kaputt oder traurig ist, lässt den Oberkörper einsinken und verliert gleichzeitig Kraft.

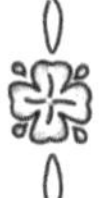

Bitte achte bei den Übungen auch stets an einen fließenden Atem. Hältst du die Atmung aus Anstrengung an, blockierst du und schaffst neue Verspannungen.

Variante A

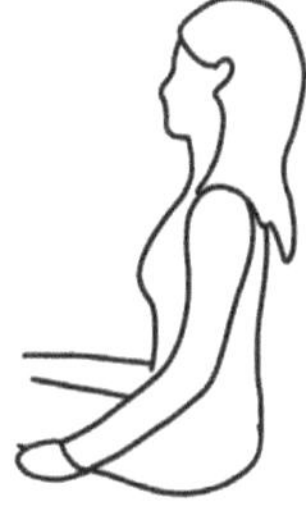

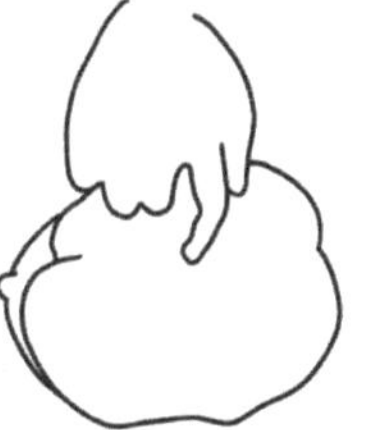

A2. Berühre mit dem Finger den hinteren Scheitelpunkt und stelle dir vor, wie du von hier aus deinen Kopf mit einer Schnur an einen Ballon hängst.

A1. Setze dich aufrecht und versuche, deine Schulterblätter direkt durch die Brust nach vorn zu schieben.

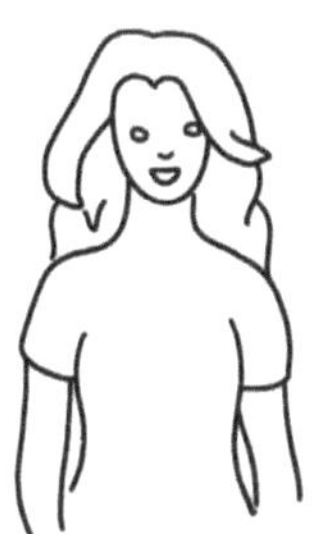

A3. Spüre, wie du immer gerader wirst, weil dein Kopf sich immer leichter anfühlt.

Lasse nun auch deine Schultern locker gen Boden sinken.

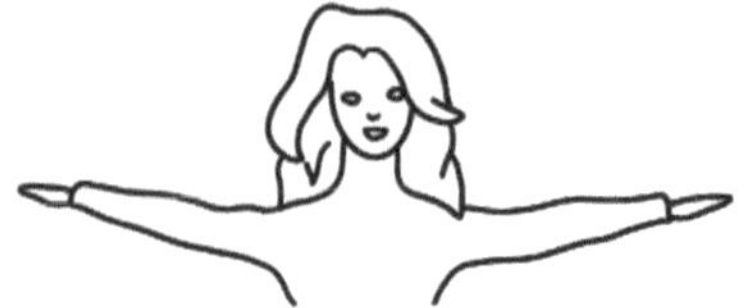

A4. Strecke rechts und links die Arme, bis in die Fingerspitzen. Die Schultern bleiben unten.

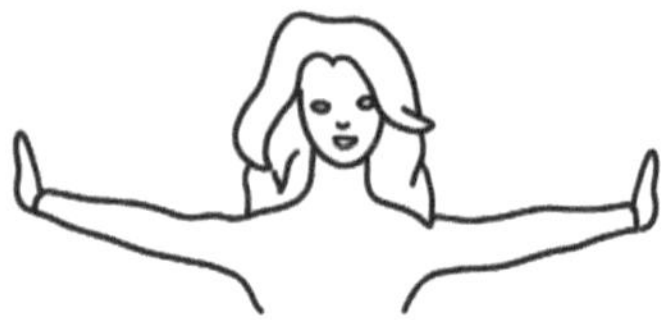

A5. Nun ziehst du die Fingerspitzen Richtung Kopf, während der Handballen rechts und links die Gegenrichtung wählt, als würde er die Wände wegschieben wollen.

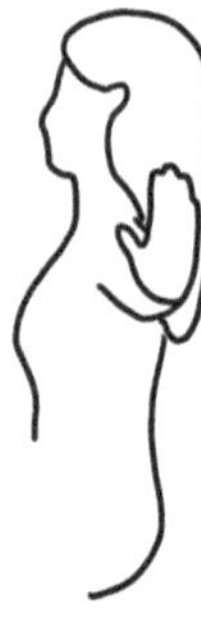

A6. Acht auf deinen Kopf und die Schulterblätter, die immer weiter nach vorn zu deiner Brust wollen.

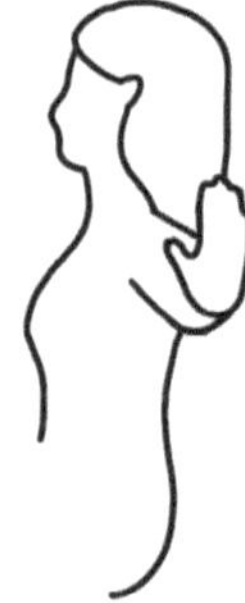

A7. In dieser Haltung gehst du mit den Armen rechts und links nach hinten. Mit voller Kraft.

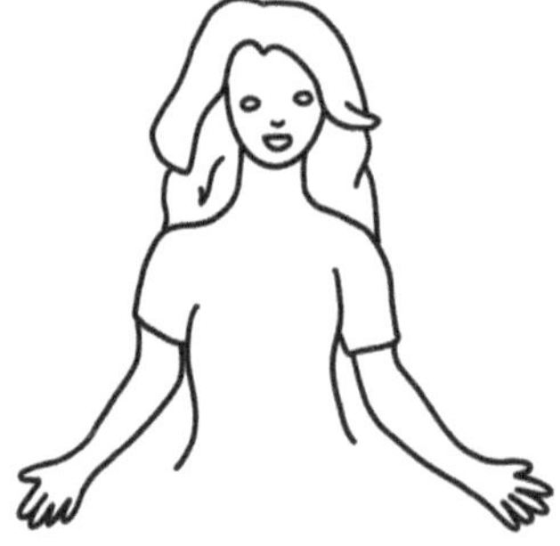

A8. Halte dies einen Moment und löse dann **langsam** *die Position.*

Variante B: Beginne wie bis A4 beschrieben.

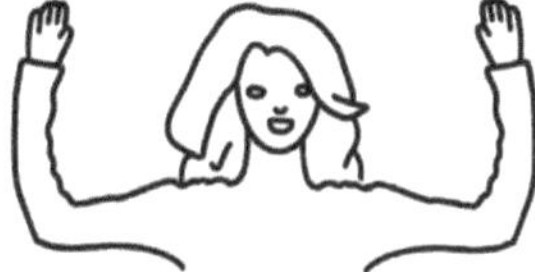

B1. Beuge nun die Unterarme in einem rechten Winkel nach oben.

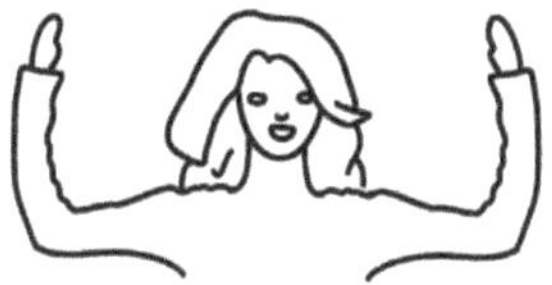

B2. Drehe die Hände so, dass die Daumen nach hinten zeigen. Die Handkanten versuchen mit Kraft, immer weiter nach hinten zu drehen.

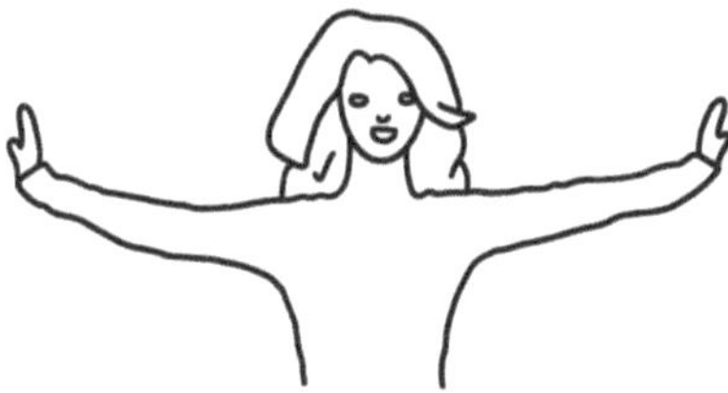

B3. Öffne wieder in die Waagerechte. Deine Fingerspitzen wollen jedoch zum Kopf, während deine Handballen am liebsten rechts und links die Wände wegdrücken wollen.

B4. Wiederhole dies nach Belieben und löse am Ende **langsam**.

Narbenpflege und Narbenentstörung

Das Verheilen von Wunden ist immer auch ein Spiegel der Seele. Der Heilungsprozess lässt Rückschlüsse auf das Seelenkostüm zu, welches in der Zeit des Wochenbettes mit Absicht von der Natur sehr durchlässig gestrickt ist.

Viele Traditionen der Welt haben Sätze, die wir als Aberglaube abtun. Schaut man genauer hin, verbirgt sich dahinter vielleicht doch eine tiefere Weisheit. „Hüte dich in der Zeit vor dem bösen Blick!“ Oder: „40 Tage möge die Frau das Bett nach der Geburt hüten, um keinen dunklen Fluch zu empfangen.“ Solche Aussagen können als anderer Ausdruck für das gesehen werden, was in dieser Zeit biochemisch in der Wöchnerin geschieht: durchlässige Zellen, eine ganz weiche Psyche, die jetzt wichtig ist, um hochsensibel auf die neue Situation eingehen zu können.

Neue neurologische Verbindungen entwickeln sich, Hormone sorgen für die Öffnung und Integration von Themen, für die du vielleicht vorher nie offen gewesen bist. Das heißt natürlich auch, dass du sehr sensibel auf Situationen reagierst, bei denen du unter anderen Umständen völlig kalt bleiben würdest. Banalitäten können es schaffen, dich zu kränken. Platte Ratschläge dich völlig aus der Bahn werfen.

Dies kann seelische Wunden reißen, die nicht zu unterschätzen sind. Dein Körper entwickelt die dazugehörigen Hormone und fügt deinem Körper eine Art Vergiftung zu. Aus der Perspektive einer anderen Kultur kann dies mit einem Fluch gleichgesetzt werden. Denn möglicherweise bahnt sich durch einen hier entstehenden inneren Druck ein Milchstau an oder eine Wundheilungsstörung. Die alternative Medizin bietet eine breite Palette, um hier sanft und/oder in der Tiefe zu unterstützen, sollte es nötig sein.

Sich seine eigene Schutzhöhle zu bauen, ist vorbeugend die effektivste Maßnahme. Bewusst seine körperlichen Geburtsnarben zu pflegen, bedeutet also auch, sie zu berühren, anzusehen und zu fühlen, was wiederrum heißt, mit dem Erlebten in Kontakt zu treten. Körper und Seele profitieren davon gleichsam.

Bedenke auch, dass unter der Geburt entstandene Risse und Schnitte immer auch Einschnitte ins Leben sind. Versinnbildlicht findet man das in der traditionellen chinesischen Medizin, die deutlich macht, wie der Körper von komplexen Energiebahnen durchzogen und so alles durchlaufend miteinander verbunden ist.

Eine Kaiserschnittnarbe zum Beispiel ist eine glatte Durchtrennung gleich mehrerer Energiebahnen. Für eine tiefe Heilung ist es wichtig, dass nicht einfach „nur" die Hautschichten wieder zusammenwachsen, sondern auch die Energiebahnen wieder zueinanderfinden.

Zudem bildet jedes Narbengewebe ein Störfeld. So verschieden jeder Mensch ist, so unterschiedlich kann sich solch ein Störfeld im subjektiven Empfinden auswirken. Gibt es das Gefühl, ein Heilungsprozess sei blockiert oder gar verhindert, könnte eine Behandlung von Narbengewebe dies vielleicht auflösen.

Die Entstörung von Narben kann Sekundenheilung zur Folge haben, wo bereits viele andere Therapien versagt haben. Dieses Phänomen ist weder selten noch unbekannt. Der Chirurg Leriche machte damit bereits 1931 einschlägige Erfahrungen. Ob sich dieser Ansatz auch für dich stimmig anfühlt, entscheidest du selbst.

Der Bauchnabel – Die erste Lebensnarbe

Der Bauchnabel nimmt einen ganz besonderen Stellenwert in der Riege der Narben ein. Das Kind wird durch die Frau geboren, beginnt seine Atmung und in dieser Zeit entkoppelt sich sein Blutkreislauf von dem der Mutter.

Die nährende Nabelschnur wird in zwei Teile geteilt: Blick und Berührung stillen vor allem den seelischen Bereich des Genährt-Werdens, das Stillen zu einem großen Teil den körperlichen. Ein Stück Nabelschnur (bei der Lotusgeburt auch der gesamte Teil, inbegriffen der Plazenta) bleibt noch für einige Tage, bis er ganz eingetrocknet ist und abfällt.

Der Bauchnabel entwickelt sich und bleibt als deutliches Zeichen dieser Abnabelung von der im Inneren befindlichen Welt. Eine Narbe, die viel über die Konstellation zwischen Mutter und Kind aussagen kann. Aber auch zur ganzen Familiendynamik mehrerer Generationen. Narben zeugen immer auch von einem Verlust / Trauma. Etwas zu verlieren – oder zu verlassen bedeutet auch, Platz für etwas Neues zu schaffen oder für die nächste Entwicklungsstufe bereit zu sein. Jeder Verlust ist in uns eingeschrieben und bereitet uns gleichermaßen auf die nächsten Gewinne und Erfahrungen vor.

Diese Erfahrung spiegelt sich in der Art der Nabelbildung bei deinem Kind wieder. Aber auch auf der weiblichen Seite macht sich dieser Wechsel bemerkbar. Viele Frauen erleben eine Geburt als eine Art Verlust. Es ist wichtig, diesem Empfinden Zeit zu geben. Vor allem nach schwierigen Geburten kann solch ein Gefühl übermächtig sein.

An dieser Stelle hilft es vielleicht, sich einmal mit der eigenen Abnabelungsgeschichte (gemeint ist hier vor allem die Bondingphase der eigenen ersten Lebensstunden und Tage) auseinanderzusetzen. Ist dies nicht anhand von Fakten möglich, kann die Erforschung des eigenen Bauchnabels und die Beobachtung der Nabelheilung deines Kindes hilfreich sein, über deine Geschichte Auskunft zu bekommen.

Es sind eben nicht nur die körperlichen Parameter entscheidend, sondern auch die Seele hinterlässt deutlich ihre Spuren. Und diese können wiederum am Körper abgelesen werden.

Gedankenhygiene

Befreie dich, so gut du kannst, von dem Anspruch, perfekt zu sein. Denn das wird dir niemals gelingen.

Das ist auch nicht Sinn und Zweck des Mutterseins! Ihr seid im Miteinander genau das, was ihr für eure gemeinsame Entwicklung braucht. Viel wichtiger an dieser Stelle ist für dich und euch, dass du authentisch bist. Denn wenn du dir deine Emotionen zugestehst, wird jedes Gefühl in dir so Raum einnehmen, dass du dein Gegenüber nicht aus dem Blick verlierst. Selbst die größte Wut wirst du dann so kommunizieren können, dass das Gesagte keine Lüge wird und dennoch den anderen nicht verletzt.

Ständig perfekt sein zu wollen, ermüdet dich, nimmt dir den Blick auf die vielen kleinen Dinge, die du wunderbar meisterst, und beraubt dich der Bandbreite deines wahren Seins. Dein Kind kann dich am besten verstehen, wenn deine Gefühle, Emotionen und Handlungen stimmig sind. Jede Form versuchter Perfektion verunsichert dein Kind. Was es von dir wahrnimmt und sieht, wirkt nicht mehr passend zueinander.

Kinder brauchen keine perfekten Eltern. Sie brauchen Eltern, die Mut haben zu leben und zu ihren Aussagen und Entscheidungen stehen. Sie brauchen Eltern, die wissen, dass sie vieles sehr gut können, manches weniger und etliches gar nicht. Sie brauchen Eltern, die sich trauen, Fragen zu stellen: anderen Eltern, Fachleuten und auch den Kindern selbst.

Wenn du selbst mit dieser Erfahrung so früh wie möglich beginnst, stellst du fest, wie leicht das Leben sein kann und dass die Hürden, die es im Leben auch so zur Genüge gibt, ausreichend für die Entwicklung sind.

Fette Henne

Ein alter Brauch, der genau beim Essen ansetzt. Regeneration braucht Nahrung. Stillen braucht Nahrung. Deine Nerven brauchen Nahrung. Und du bist, was du isst. Bist du hungrig, können die liebevollste Berührung und das süßeste Lächeln deinen Wochenbettmagen nicht besänftigen.

Die fette Henne war ursprünglich ein Brauch, bei dem in den ersten Wochenbettwochen die neugewordene Mama mit frisch zubereitetem Essen versorgt wurde. Von dieser Art Zuwendung kann auch heute eine Wöchnerin profitieren. Erst recht, wenn sie alleinerziehend ist oder bereits Geschwisterkinder im Haus sind.

Die Fette Henne kann eine weitere sinnvolle Geschenkalternative sein, die du dir als Wöchnerin wünschen kannst. Wenn dir nach gutem Essen zumute ist, nimm deine Wochenbettliste und ruf jemanden an, der dir dein Traumessen kocht oder vorbeibringt.

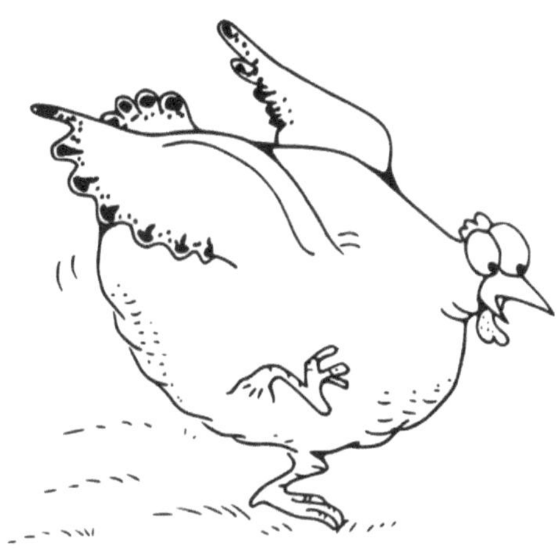

Übung: Eine Einladung ins Wochenbett

Zum Ausschneiden und Ausmalen.

Ihr dürft uns gerne besuchen.

Liebe ____________________________,

Unser Baby ____________________________

ist am ____________________________ geboren.

Wir freuen uns, wenn Ihr vorbeikommt.

Bringt bitte selbst Verpflegung mit und denkt auch an unser Wohl.

Ich wünsche mir ____________________________.

Sollte ich Euch kurzfristig absagen, versteht das bitte als typisches Wochenbettwetter und wartet, bis wir Euch wieder einladen.

Herzliche Grüße, Eure

____________________________.

Übung: Unsere Geburt – Ein Bericht von Papa, Doula und anderen Begleitern

Du hattest neben deiner Hebamme eine weitere Begleitung zur Geburt? Dann bitte diese doch, dass sie/er dir einen persönlichen Geburtsbericht schreibt. Dieser kann dir helfen, die Geburt nachzuerleben oder zu verarbeiten.

Häufig wächst dieses Bedürfnis nach einigen Tagen im Wochenbett, wenn die ersten Kräfte wieder zurückgekehrt sind. Jetzt möchte man genauer mögliche Gedächtnislücken des Geburtsverlaufes schließen und Zusammenhänge besser verstehen. Dafür bietet sich ein solcher Bericht hervorragend an.

Spare nicht an Fragen, um alles für dich Wichtige in Erfahrung zu bringen. Die Person, welche unter der Geburt an deiner Seite stand, wird sicher auch bereit sein, mit dir alles mehrmals zu besprechen.

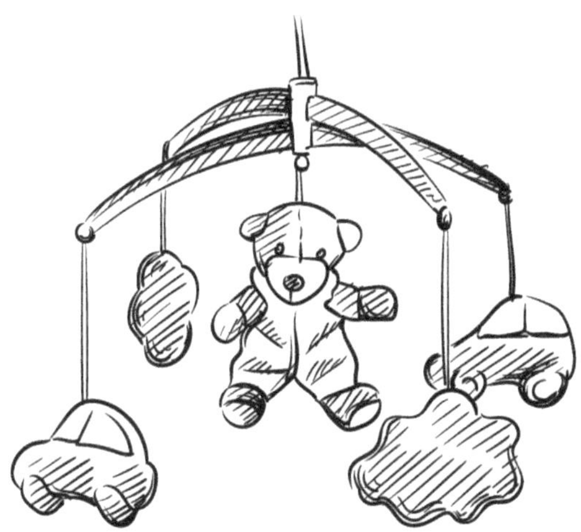

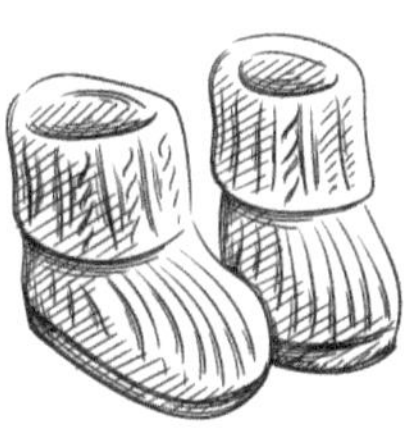

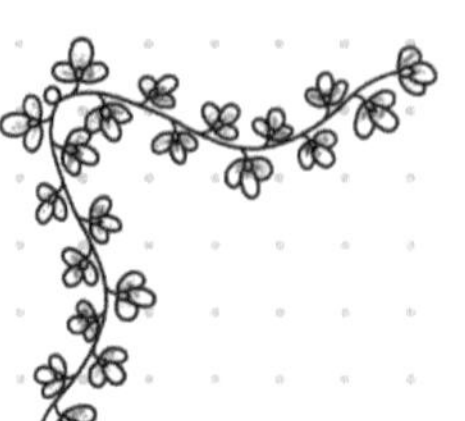

Unsere Geburt

Geschrieben von ______________________

am ______________________

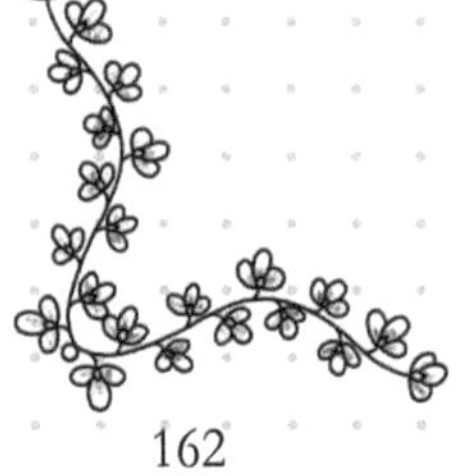

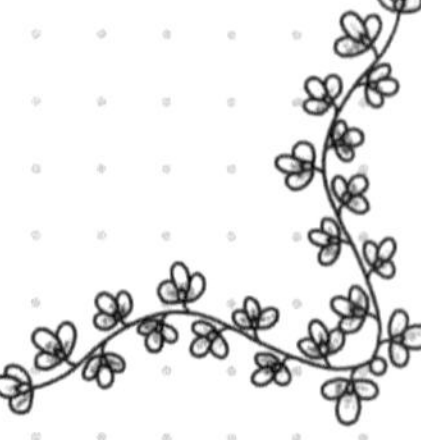

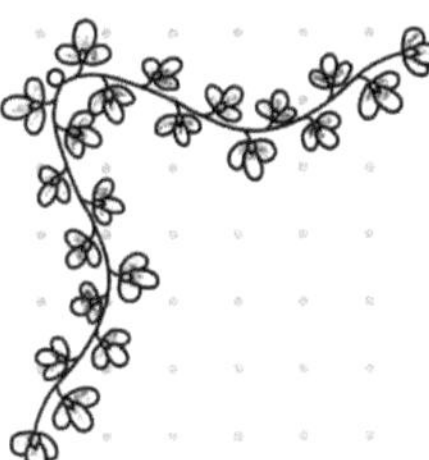
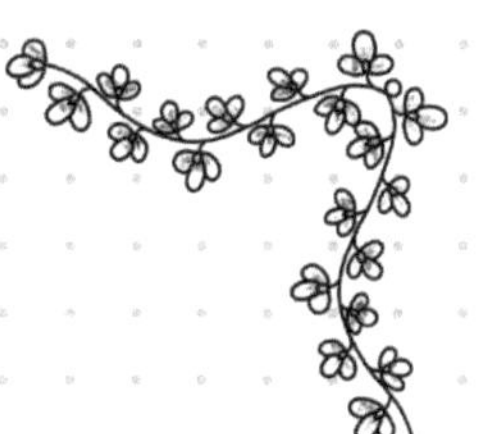

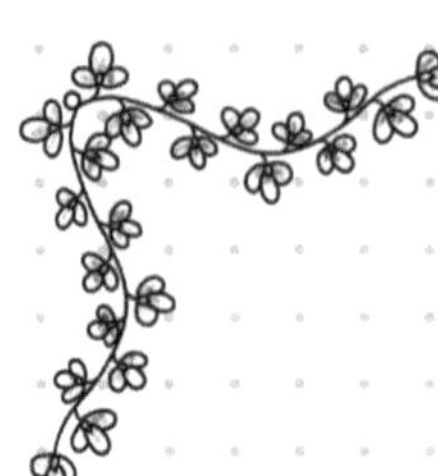
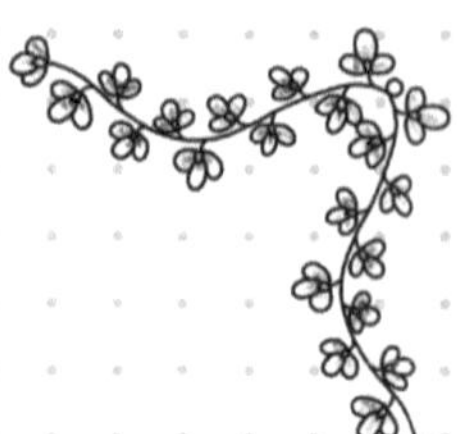
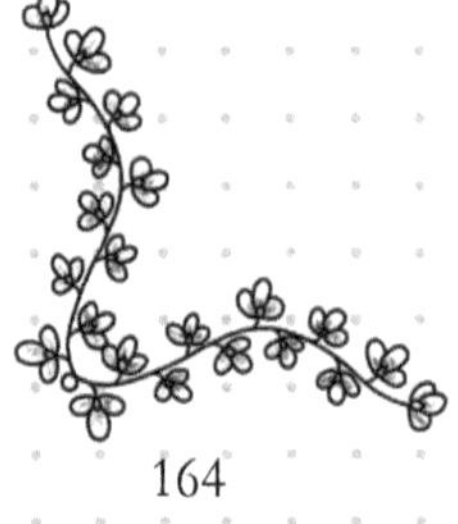
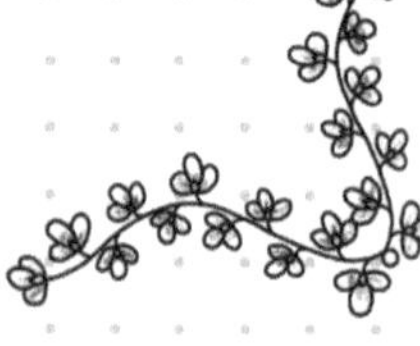

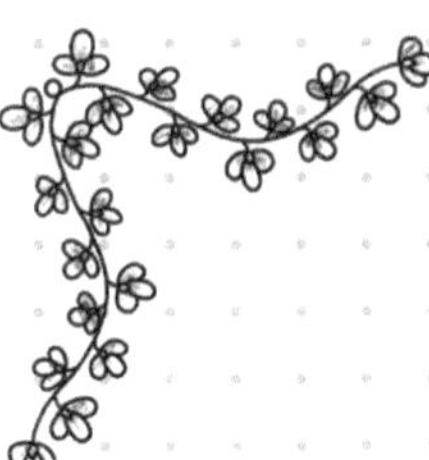
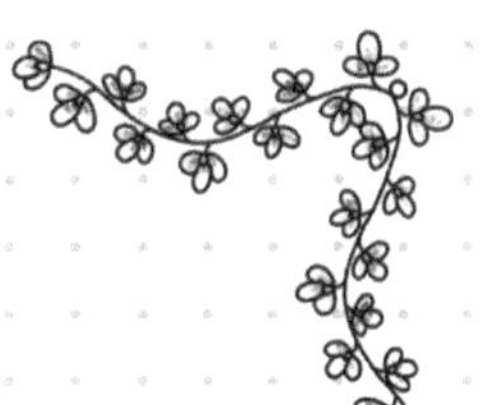
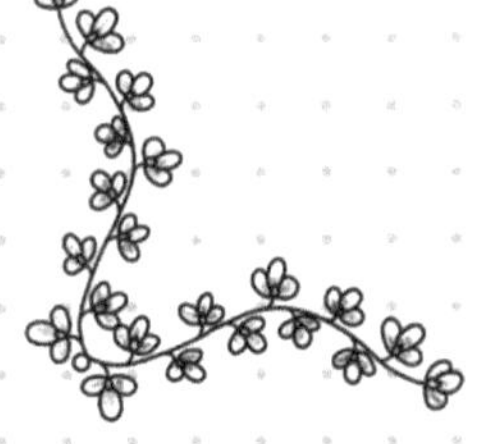
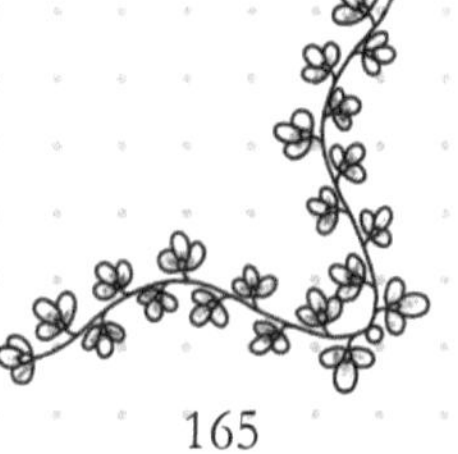

Weitere Titel von Bestseller-Autorin

Sarah Schmid

bei edition riedenburg

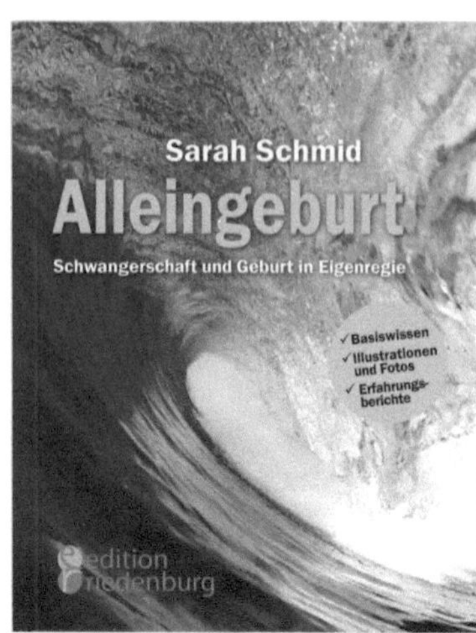

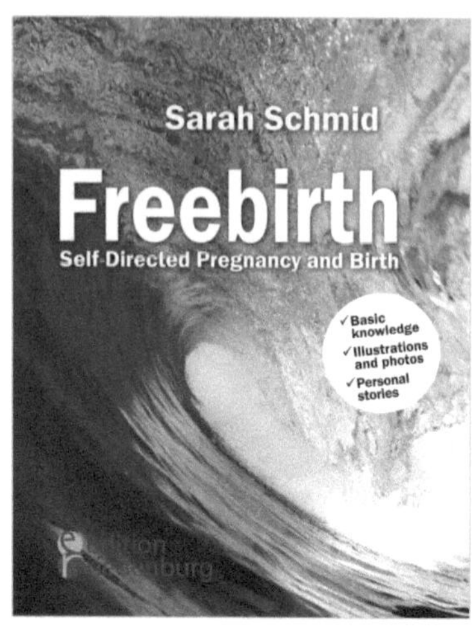

edition riedenburg

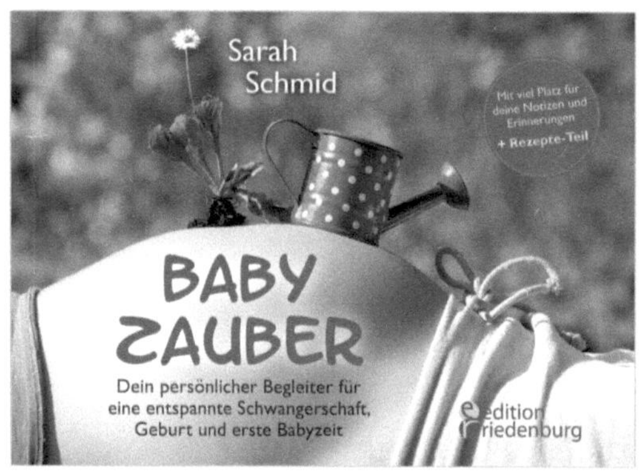

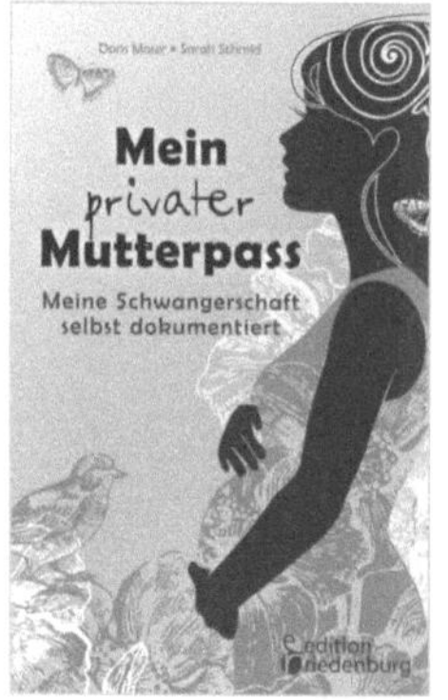

Bildnachweis der übrigen Illustrationen und Fotos: Punktraster: Exclusively/Shutterstock.com; lächelndes Baby: Yulia Sribna/Shutterstock.com; Massage gegen Verspannungen: ARTHA DESIGN STUDIO/Shutterstock.com; verregnetes Fenster: glebchik/Shutterstock.com; Kohl: Artelka_Lucky/Shutterstock.com; Wellen: Irbena/Shutterstock.com; Windel: alya_haciyeva/Shutterstock.com; schlafendes Baby auf Puppenbett: Alla Rier/Shutterstock.com; Megafon: Astira 99/Shutterstock.com; singender Mond: EKramar/Shutterstock.com; illustrierte Darmflora: lanatoma/Shutterstock.com; Bingo: InventiveIT/Shutterstock.com und Oliver Hoffmann/Shutterstock.com; Surviving Motherhood: sukumarbd44/Shutterstock.com; Papa und Sohn auf Skateboard: altanaka/Shutterstock.com; schlafendes Baby im Beistellbett: Ekaterina Pokrovsky/Shutterstock.com; Zeichnung liebendes Paar: samui/Shutterstock.com; Zwillinge stillen: Starocean/Shutterstock.com; Zwillinge tragen: Vladimir Borovic/Shutterstock.com; viele Kinder an Mamas Bauch: Natalia Lebedinskaia/Shutterstock.com; Ziege küsst Mädchen: ChuDashka/Shutterstock.com; Zwiebeln: Irisha_Risha/Shutterstock.com; fermentierte Nahrungsmittel: DandelionFly/Shutterstock.com; Mama und Baby in Hocke: Prostock-studio/Shutterstock.com; Mama streichelt Baby in Tragetuch: Halfpoint/Shutterstock.com; Baby und Bär sitzen auf Brett: Milan Bruchter/Shutterstock.com; Zeichnung Mama umarmt Baby: ARTamstera/Shutterstock.com und BuketGvozdey/Shutterstock.com; Gedankenblase Baby: galaira/Shutterstock.com; Baby erste Berührung: Art_Photo/Shutterstock.com; Baby in Gebärmutter: Marish/Shutterstock.com; Schnuller, Mobile, Schuhe: alya_haciyeva/Shutterstock.com; Zeichnung Babykopf: art of line/Shutterstock.com; kleine und große Hand: Alditiya Rakasiwi/Shutterstock.com; Mutter trägt Kind: Valenty/Shutterstock.com und ARTamstera/Shutterstock.com; Familienbett: Natasha_Chetkova/Shutterstock.com; Mutter mit Baby im Tragetuch: Switlana Sonyashna/Shutterstock.com; kreative Textrahmen: ameer_stockphoto/Shutterstock.com; Bechertelefon: Viktoriia_P/Shutterstock.com; Vater trägt Kind in Trage: nasharaga/Shutterstock.com; fette Henne: Wenlan/Shutterstock.com

Geschenkbücher bei edition riedenburg • Im Buchhandel & auf editionriedenburg.at

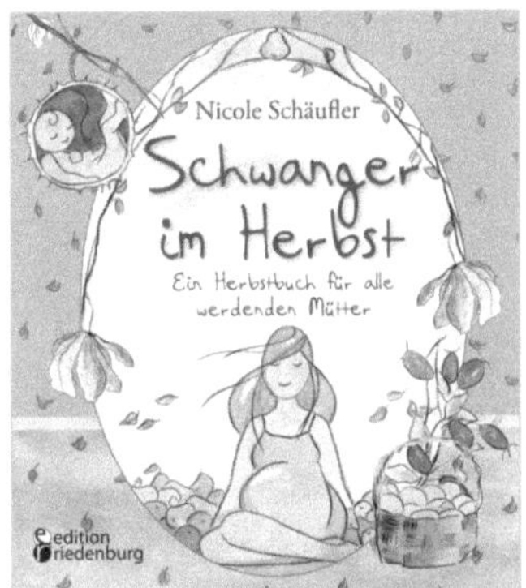

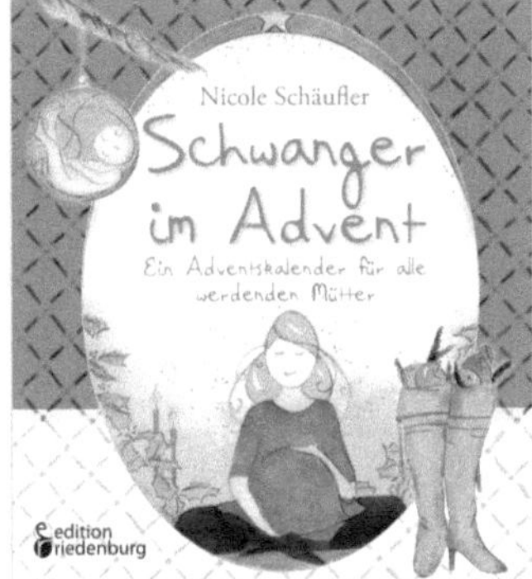

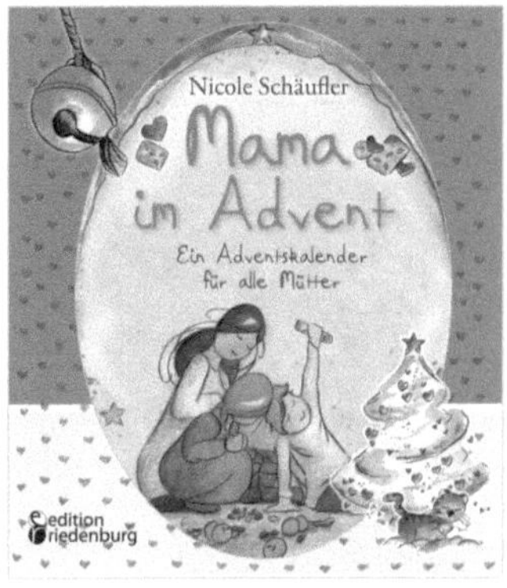

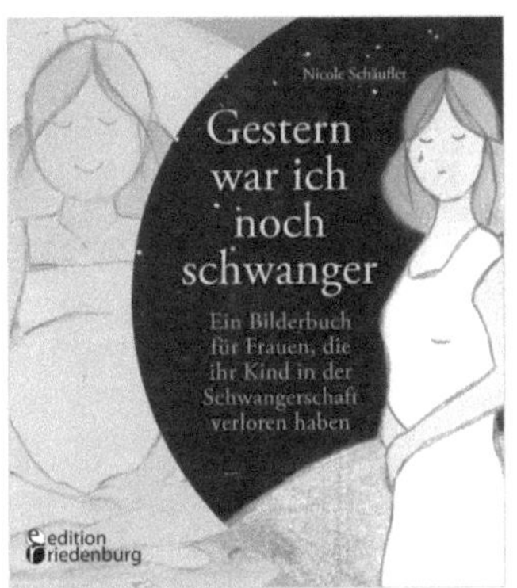

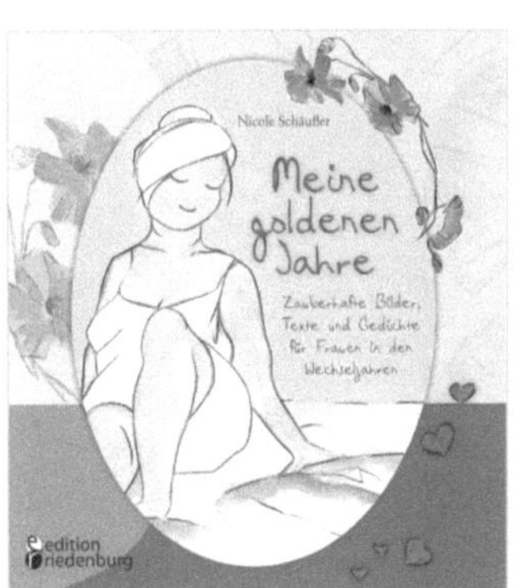

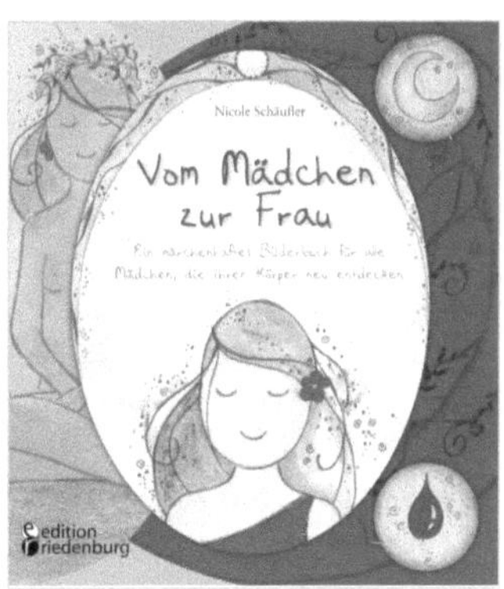

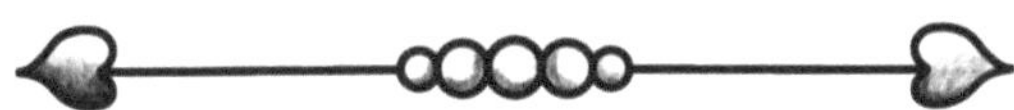

Ratgeber bei edition riedenburg • Im Buchhandel & auf editionriedenburg.at

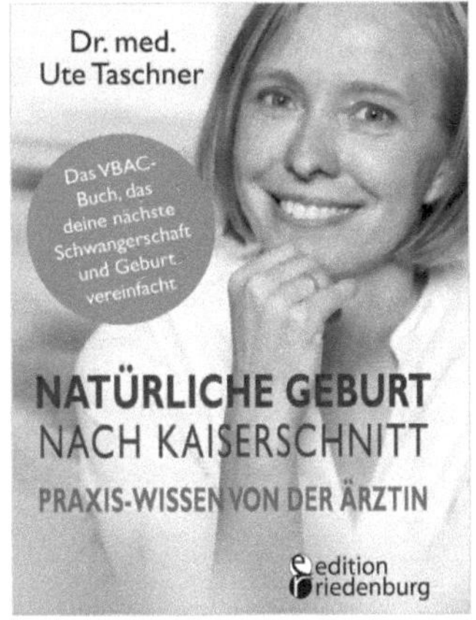

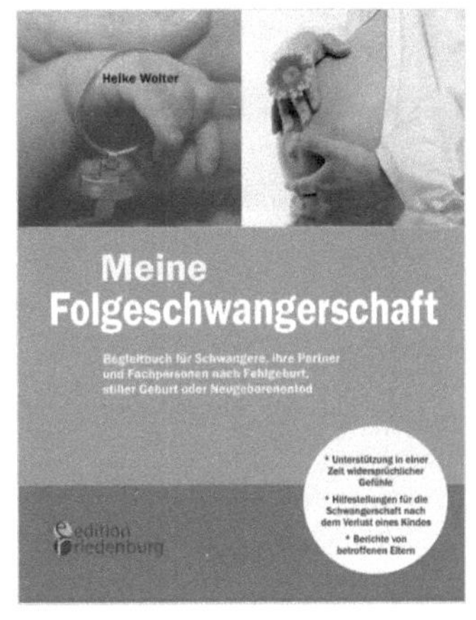

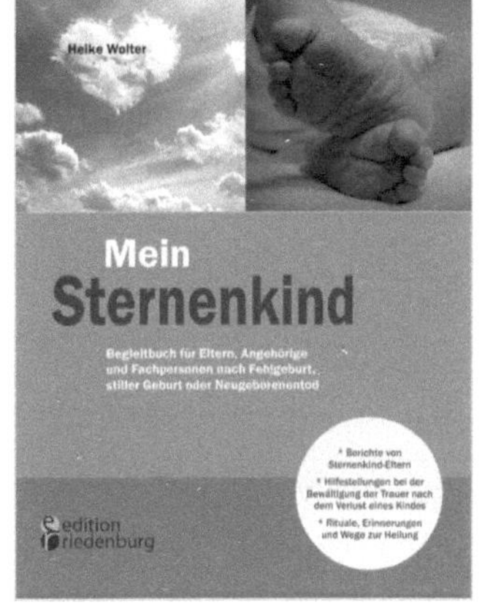

SOWAS! bei edition riedenburg • Im Buchhandel & auf editionriedenburg.at

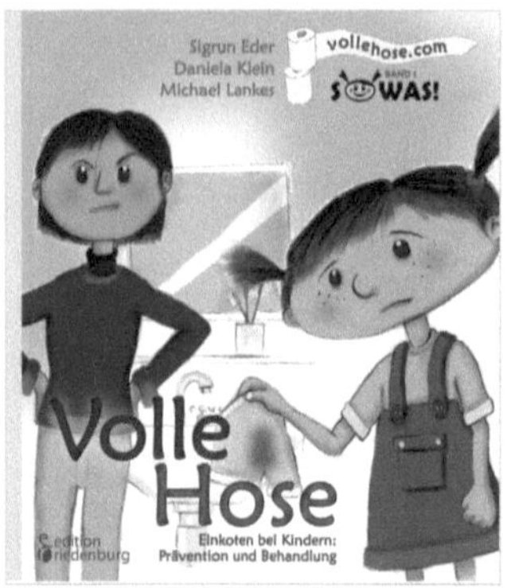

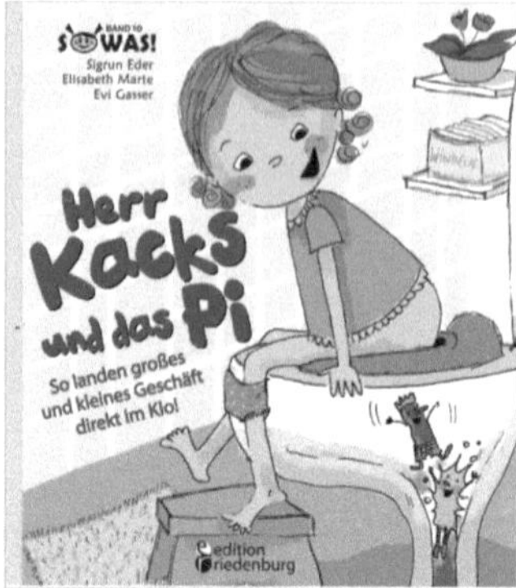

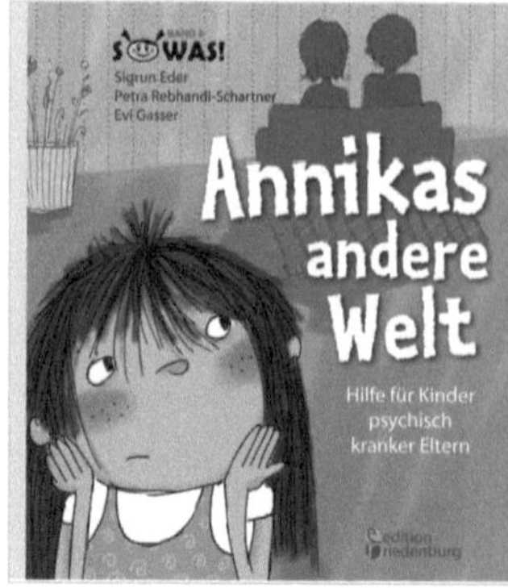

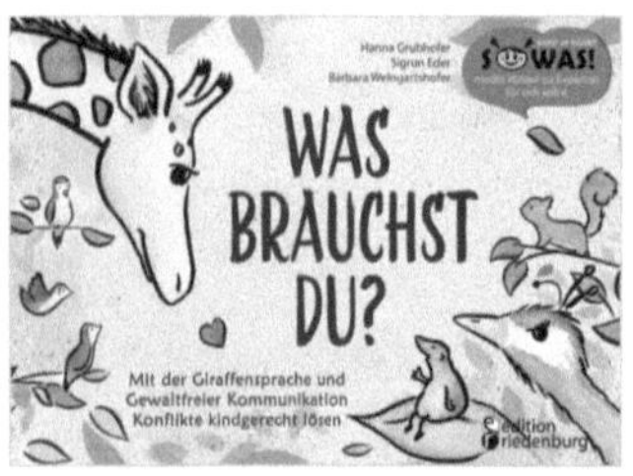

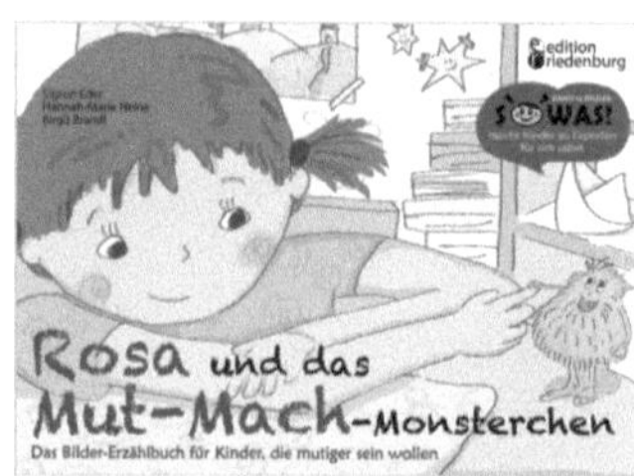

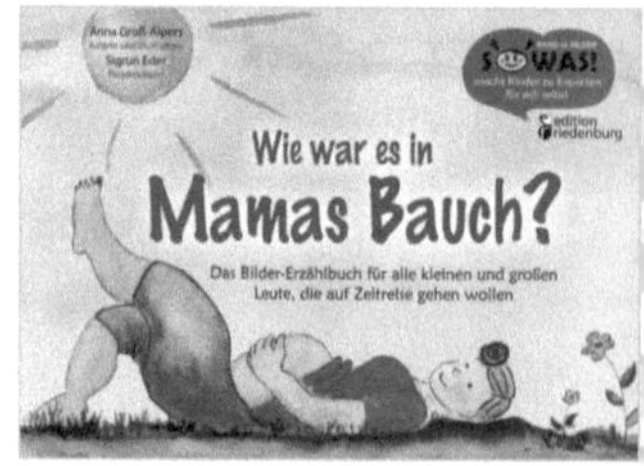

Kinderbücher bei edition riedenburg • Im Buchhandel & auf editionriedenburg.at

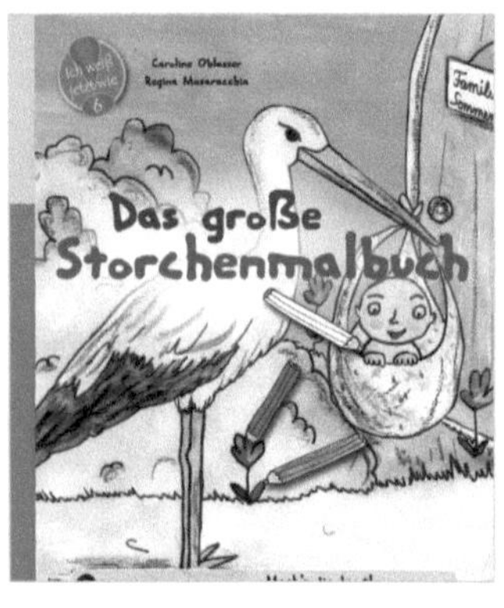

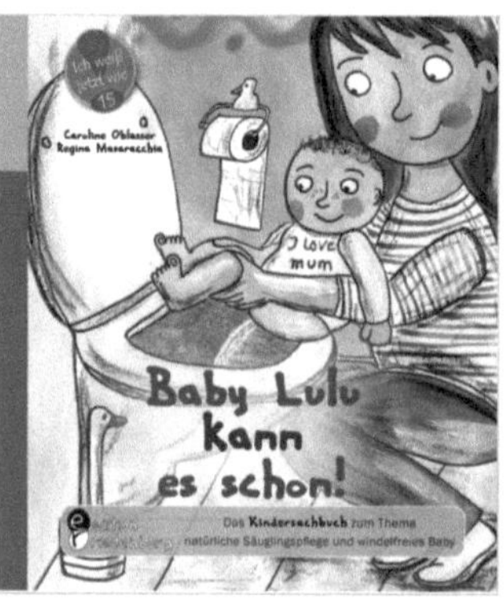

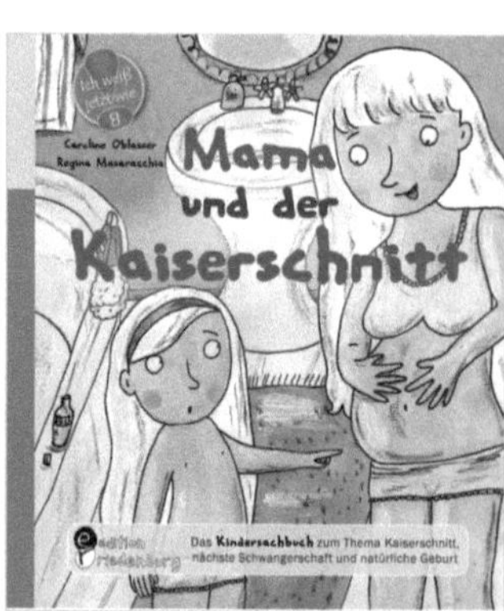

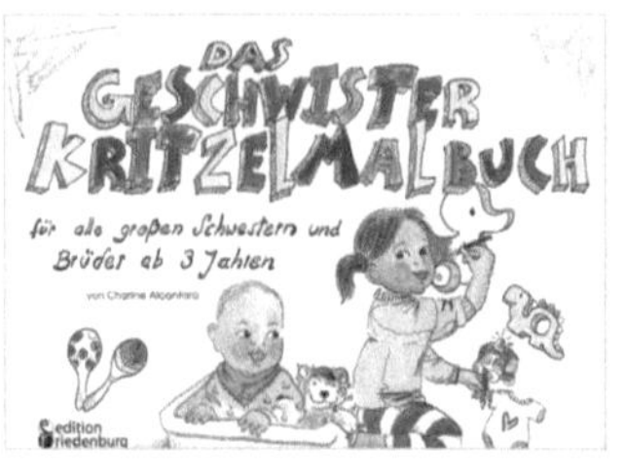

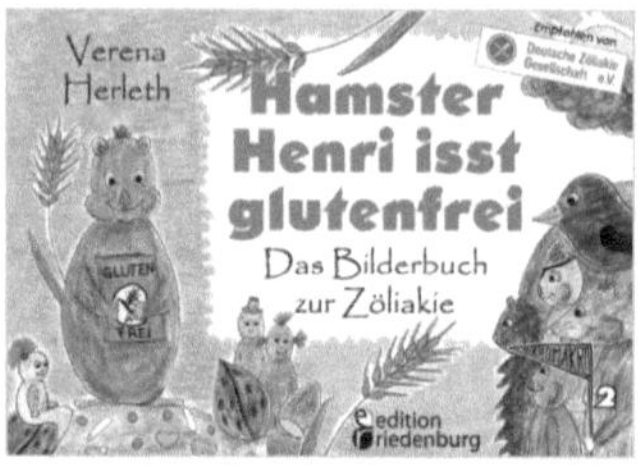

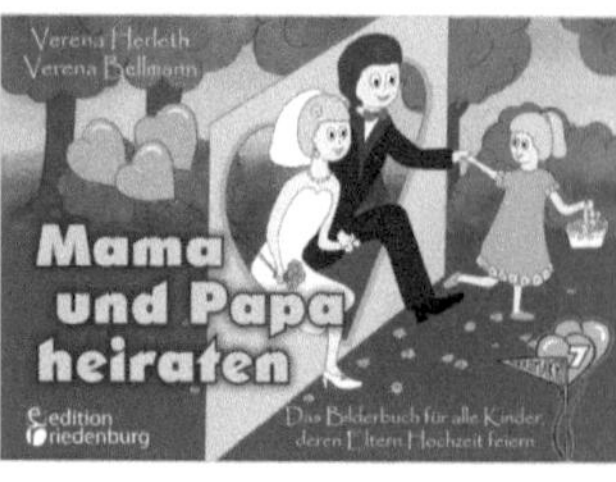